Klärungsorientierte Psychotherapie der zwanghaften Persönlichkeitsstörung

Praxis der Psychotherapie von Persönlichkeitsstörungen
Band 7

Klärungsorientierte Psychotherapie
der zwanghaften Persönlichkeitsstörung

Prof. Dr. Rainer Sachse, Dipl.-Psych. Stefanie Kiszkenow-Bäker,
Dipl.-Psych. Sandra Schirm

Herausgeber der Reihe:

Prof. Dr. Rainer Sachse, Prof. Dr. Philipp Hammelstein,
PD Dr. Thomas Langens

Rainer Sachse
Stefanie Kiszkenow-Bäker
Sandra Schirm

Klärungsorientierte Psychotherapie der zwanghaften Persönlichkeitsstörung

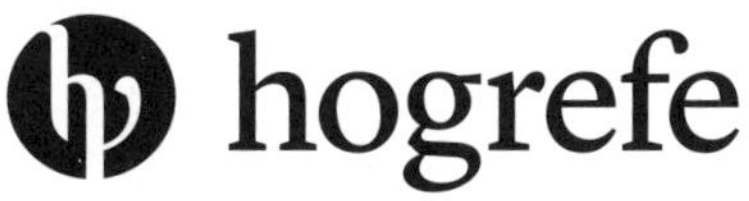

Prof. Dr. Rainer Sachse, geb. 1948. 1969–1978 Studium der Psychologie an der Ruhr-Universität Bochum. Ab 1980 Wissenschaftlicher Mitarbeiter an der Ruhr-Universität Bochum. 1985 Promotion. 1991 Habilitation. Privatdozent an der Ruhr-Universität Bochum. Seit 1998 außerplanmäßiger Professor. Leiter des Institutes für Psychologische Psychotherapie (IPP), Bochum. Arbeitsschwerpunkte: Persönlichkeitsstörungen, Klärungsorientierte Psychotherapie, Verhaltenstherapie.

Dipl.-Psych. Stefanie Kiszkenow-Bäker, geb. 1981. 2000–2006 Studium der Psychologie an der Ruhr-Universität Bochum. 2011 Approbation als Psychologische Psychotherapeutin. Dozentin und stellvertretende Leiterin des Instituts für Suchttherapie am Institut für Psychologische Psychotherapie (IPP), Bochum. Psychotherapeutin in privatpsychologischer Praxis. Arbeitsschwerpunkte: Klärungsorientierte Psychotherapie, Suchttherapie, Persönlichkeitsstörungen, Verhaltenstherapie.

Dipl.-Psych. Sandra Schirm, geb. 1977. 1996 bis 2003 Studium der Psychologie an der Ruhr-Universität Bochum, anschließend Ausbildung in Klärungsorientierter Psychotherapie. Seit 2008 niedergelassen in eigener Praxis; als Dozentin, Supervisorin und Selbsterfahrungsleiterin an verschiedenen Weiterbildungsinstituten tätig. Arbeitsschwerpunkte: Traumafolgestörungen, Persönlichkeitsstörungen, Klärungsorientierte Psychotherapie.

Bibliografische Information der Deutschen Nationalbibliothek
Die Deutsche Nationalbibliothek verzeichnet diese Publikation in der Deutschen Nationalbibliografie; detaillierte bibliografische Daten sind im Internet über http://dnb.dnb.de abrufbar.

Hogrefe Verlag GmbH & Co. KG
Merkelstraße 3
37085 Göttingen
Tel.: 0049 (0)551 99950-0
Fax: 0049 (0)551 99950-111
E-Mail: verlag@hogrefe.de
Internet: www.hogrefe.de

Umschlagabbildung: © Sandor Jackal – Fotolia.com
Satz: ARThür Grafik-Design & Kunst, Weimar
Druck: Media-Print Informationstechnologie GmbH, Paderborn
Printed in Germany
Auf säurefreiem Papier gedruckt

1. Auflage 2015

(E-Book-ISBN_PDF 978-3-8409-2713-3; E-Book-ISBN_EPUB 978-3-8444-2713-4)
ISBN 978-3-8017-2713-0
http://doi.org/10.1026/02713-000

Inhaltsverzeichnis

1 Einleitung

1.1 Allgemeine Beschreibung der zwanghaften Persönlichkeitsstörung

Charakteristika der zwanghaften Persönlichkeitsstörung (ZWA) werden beschrieben von Bartz, Kaplan & Hollander (2007), Eisen et al. (2006), Hoffmann & Hofmann (2010) sowie Millon (1996, 2000).

Die zwanghafte Persönlichkeitsstörung (ZWA) ist dadurch gekennzeichnet, dass Personen sich stark an Normen und Regeln halten, wenig spontan sind, wenig emotional und daher eher kühl und distanziert wirken. Sie achten in hohem Maße auf Details, neigen dazu, ihr Verhalten und das anderer zu kontrollieren und dazu, anderen ihre Moralvorstellungen vermitteln zu wollen. In ihrem Verhalten wirken die Personen oft starr, rigide und „hölzern", wenig humorvoll und wenig herzlich, eher beherrscht und distanziert. Ihre Emotionalität wirkt insgesamt eingeschränkt, „runtergefahren".

Sie halten Interaktionspartner auf Distanz und geben wenig von sich preis. Sie gehen nur langsam und zögernd eine Beziehung ein und bleiben selbst in einer Beziehung auf Distanz. Aus diesem Grunde ordnen wir ZWA als *Distanz-Störung* ein (Sachse, 2001, 2006, 2013).

In welchen konkreten Lebens- oder Wertebereichen zwanghafte Personen ihre rigide Normorientierung an den Tag legen, kann höchst unterschiedlich und vielfältig sein: Perfektionismus und Akribie im Arbeitskontext, aber auch extreme Sparsamkeit, Reinlichkeit und Ordnung oder sehr starre religiöse und moralische Lebensgrundsätze sind nur einige mögliche Beispiele. Im Arbeits- und Leistungsbereich konzentrieren sich Personen mit zwanghafter Persönlichkeitsstörung eher auf Details als auf „große Entwürfe"; ihre Arbeit steht stark unter der Devise „keine Fehler machen". Daher arbeiten sie gründlich und kontrolliert, sie delegieren Arbeit kaum, weil sie davon ausgehen, dass andere es nicht so gründlich und gewissenhaft machen wie sie selbst. Mit ihrer Gründlichkeit stehen sie sich oft im Wege, z. B. dadurch, dass sie für Arbeitsvorgänge zu lange brauchen und damit u. U. auch Kollegen behindern.

Im Interaktionsverhalten wirken sie stark kontrolliert, wenig spontan, wenig begeisterungsfähig und wenig humorvoll: Sie wirken nicht „locker", sondern „gehemmt". Da sie wenig von sich preisgeben, haben Interaktionspartner den Eindruck, „schlecht in Kontakt zu kommen": Die Beziehung bleibt kühl und distanziert. Sie neigen dazu, sich stark an Normen zu orientieren, wobei diese Normen auch für sie selbst in hohem Ausmaß gelten: Oft sind sie und sie betrachten sich auch als „die ersten Normenerfüller". Oft möchten sie auch, dass diese Normen auch für andere verbindlich sind und zeigen daher „missionarisches Handeln".

Nach Hoffmann und Hofmann (2010) weisen Personen mit ZWA eine *pessimistische Grundhaltung* dem Leben gegenüber auf: Die Person rechnet eher mit unangenehmen Konsequenzen, Konflikten, Abwertungen, Problemen als mit positiven Effekten und Freude.

Die Person geht davon aus, dass man weder der Natur noch der Umwelt noch anderen Menschen wirklich trauen kann: Man kann nicht davon ausgehen, „dass alles schon gut wird". Daher kann man nichts „sich selbst überlassen". Die Person nimmt auch an, dass sie „die Realität" besser erkennt als andere; dass sie die Probleme „realistischer" einschätzt und dass andere „sich etwas vormachen". Die Person ist ständig angestrengt und angespannt; sie macht auch ständig die Erfahrung, dass ihre Bemühungen, die Umwelt und andere zu kontrollieren, nicht funktionieren, was sie noch stärker unter Druck setzt.

Kontrolle ist überhaupt ein zentrales Thema der Personen mit ZWA: „Kontrolle" ist ein sehr wesentlicher Teil des Lebens. Man muss Situationen, andere Menschen stark und ständig kontrollieren; nur dann kann man (einigermaßen) sicher sein, dass alles funktioniert. Alles, was neu ist, unbekannt, „unbewährt" ist dagegen potenziell gefährlich: *Daher soll alles, was bewährt ist, auch bewahrt bleiben.*

Ordnung ist wichtig, denn Ordnung schafft Übersicht und damit Kontrolle: *Je stärker die Umwelt geordnet ist, desto berechenbarer ist sie*; und damit wird „Ordnung" zu einem zentralen Leitprinzip. Neues ist dagegen potenziell bedrohlich; Situationen mit hoher Ambiguität sind nur schwer auszuhalten: Was man nicht verstehen kann, birgt Gefahren, und zwar solche, die man nicht einmal abschätzen kann. Unklare Situationen müssen daher gemieden oder schnell „vereindeutigt" werden, notfalls auch dadurch, dass man wesentliche Aspekte ausblendet oder Komplexitäten ignoriert.

Das hohe Kontrollbedürfnis führt aber schnell zu einem *Teufelskreis*: Weder Personen noch Situationen lassen sich wirklich kontrollieren. Wahrscheinlichkeiten von Verhalten oder vom Eintreten von Ereignissen lassen sich nie sicher vorhersagen: *Völlige Kontrolle ist völlig unmöglich; die Reduktion von Risiken auf Null ist nie erreichbar.* Und daraus resultiert: Je höher eine Person die Standards von Kontrolle ansetzt, desto stärker und wahrscheinlicher wird sie damit scheitern. Es wird damit ständig deutlich, dass die Kontrolle nicht funktioniert.

Eigentlich sollte man daraus mit einer Reduktion von Kontrollbemühungen reagieren (denn alles andere ist komplett sinnlos!); die Person mit ZWA reagiert darauf aber mit „mehr desselben": Sie verstärkt ihre Kontrollbemühungen!

Dies hat aber charakteristische Effekte:

- Personen, die stark kontrolliert werden, werden reaktant; und Personen, die noch stärker kontrolliert werden, werden noch reaktanter: Damit führt verstärkte Kontrolle dazu, dass man noch mehr Kontrolle verliert!
- Je höher man die Standards von Kontrolle setzt, desto deutlicher wird, wie wenig Kontrolle man hat: Eine Verstärkung der Kontrolle führt damit zu *negativem Feedback*. Und damit schaukelt sich die Situation schnell hoch.

Personen mit ZWA zeigen auch ein hohes Maß an intrusiven Gedanken: Gedanken, die sich „aufdrängen", die die Person nicht will. Dies sind jedoch keine „Zwangsgedanken" (Baer, 2003), sie kommen dadurch zustande, dass Motive, Bedürfnisse, Inhalte, die die

Person kontrollieren und aus dem Bewusstsein ausschließen will, sich „Zugang verschaffen" (vgl. Merod, 2005).

In der Therapie dauert es lange, eine vertrauensvolle Beziehung aufzubauen und die Klienten dazu zu bewegen, eigene Problemanteile zu bearbeiten. Die Klienten neigen sehr stark dazu, ihre Probleme auf andere zu attribuieren, sich selbst als „Opfer" zu definieren und sich zu exkulpieren. Auch dem Therapeuten vertrauen sie wenig und geben ihm daher zu Therapiebeginn kaum relevante Informationen. Sie versuchen auch in der Therapie, Emotionen zu kontrollieren, und reagieren ängstlich und verstört, wenn der Therapeut sie emotionalisiert.

Die Klienten sind in aller Regel auch nur wenig änderungsmotiviert, was ihre Störung betrifft. Sie sehen zwar die Kosten: Die Anstrengung, die Mühsal, die Anspannung; sie sehen, dass andere leichter und besser durchs Leben kommen. Da sie aber davon ausgehen, dass die Welt potenziell gefährlich ist und sie die Welt realistischer sehen als andere, sehen sie zu ihrem Vorgehen keine Alternative: Da alles so ist, wie es ist, können sie auch nicht anders handeln. Denn weniger Kontrolle würde Chaos bedeuten; ein Zulassen von Spontanität würde zur Katastrophe führen etc. Die Störung ist daher hochgradig „ich-synton": Die Personen sehen die Aspekte der zwanghaften Persönlichkeitsstörung als „Teil ihrer Persönlichkeit" und nicht als „Störung" an: Diese Ich-Syntonie reduziert im Therapieprozess die Änderungsmotivation erheblich (Fiedler, 1994, 1998, 2007).

1.2 Biographische Erfahrungen

Bei der zwanghaften Persönlichkeitsstörung erscheint es besonders relevant, auf biographische Erfahrungen zu verweisen, denn dadurch wird gerade hier die Entwicklung der extremen Normorientierung anschaulich und damit verständlich.

Natürlich sind alle Annahmen über biographische Erfahrungen, die Klienten gemacht haben, aufgrund von Einzelerfahrungen mit Klienten zustande gekommen. Sie haben daher immer den Charakter von Hypothesen. Dennoch können sie nützlich sein, vor allem, um einem Therapeuten ein Verständnis von der Störung zu vermitteln: Deutlich zu machen, dass die Klienten nicht freiwillig so sind, wie sie sind, und dass ihre Systeme *Lösungen* sind, die sie entwickeln mussten.

Betrachtet man die Biographie von Personen mit zwanghafter Persönlichkeitsstörung, so sieht man, dass diese Personen häufig einem massiven *Konformitätsdruck* ausgesetzt waren. Die zentralen Interaktionspartner haben nach der Regel erzogen: „Wenn Du Dich an das hältst, was wir Dir vorgeben, wenn Du genau tust, was wir von Dir erwarten, dann bekommst Du Anerkennung, Wichtigkeit und Solidarität, und dann kontrollieren wir Dich relativ wenig; wenn Du aber nicht tust, was wir erwarten, wenn Du Dich nicht genau an die Regeln hältst, die wir Dir vorgeben, dann

- wirst Du abgewertet: als unmoralisch, nichtsnutzig, schädlich, egoistisch, rücksichtslos usw. bezeichnet;
- wirst Du negativ definiert: als jemand, der nichts kann, der nichts taugt, der nichts wert ist;

- wirst Du als „negativ-wichtig" definiert: als toxisch, lästig, als jemand, den man weg haben will, ins Heim geben will, den man am besten abgetrieben hätte;
- wird die Solidarität gekündigt: dann steht keiner zu Dir, gibt Dir keine Hilfe, kümmert sich keiner um Dich, bist Du ganz allein und völlig auf Dich gestellt (für ein Kind die wahrscheinlich schlimmste denkbare Katastrophe und Bedrohung);
- wirst Du kontrolliert und reglementiert: Du wirst überwacht, kannst nichts ohne Kontrolle tun, wirst völlig eingeschränkt;
- wirst Du bestraft: mit Stubenarrest, Schlägen usw.

Der Person bleibt in dieser Situation nur die Wahl zwischen Rebellion und Anpassung: Ist eine Rebellion nicht möglich (z. B. weil die Person sie als aussichtslos einschätzt), dann bleibt nur die Anpassung. Und diese Anpassung muss sehr weitgehend geschehen, da man ansonsten nicht die positiven Reaktionen erntet, sondern stattdessen die hoch aversiven Konsequenzen drohen.

Um in dieser Situation auf der sicheren Seite zu sein, muss die Person sich an vorgegebene Normen anpassen: sie muss erschließen, was von ihr wohl in unterschiedlichen Situationen erwartet wird, und muss genau das tun. Sie muss also *voraussehen*, was nach den Normen gut und richtig ist, sie muss daher möglichst einen *vorauseilenden Gehorsam* entwickeln. Und sie muss, um keine Fehler zu machen, die Normen *vollständig internalisieren*: um sicher das Richtige zu tun, *muss sie die Normen zu ihren Normen machen*, sie muss die Normen selbst „wollen". Sie darf sich gar nicht mehr daran orientieren, was die Umgebung sagt, ihr eigenes System muss vielmehr die Standards vorgeben: Das ist sicher, ist schnell genug, ist zuverlässig, ermöglicht es, immer „das Richtige" zu tun. Je stärker die Norm zur eigenen Norm wird, desto besser, desto sicherer ist das System.

Da die vorgegebenen Normen der Interaktionspartner jedoch manchmal schwer zu rekonstruieren und oft inkonsistent sind, ist es hilfreich, *die eigenen Normen so streng und rigide zu machen*, dass sie den Anforderungen in jedem Fall gerecht werden: Dadurch können die Normen der Klienten mit zwanghafter Persönlichkeitsstörung *rigider werden als die vorgegebenen Normen der Interaktionspartner*. Die Personen installieren ein „Sicherheitssystem", einen Mechanismus, der bewirkt, dass man mit hoher Wahrscheinlichkeit auf der sicheren Seite ist. Aus der ganzen Bedrohungssituation, in der man eigentlich sehr wenig Kontrolle hat, entwickelt sich ein ganz starkes Bedürfnis nach *Kontrolle und Vorhersagbarkeit*: Das Befolgen von Normen schafft Kontrolle; die Orientierung an internalisierten Normen verbessert die Kontrolle; und die Orientierung an besonders starken und rigiden Normen verbessert die Kontrolle noch weiter: Man kann den aversiven Konsequenzen ausweichen und positive Rückmeldungen bekommen. Das System funktioniert.

Kontrolle bedeutet aber auch, dass man alles verhindern muss, was die Normerfüllung behindert, aufweicht, was zu alternativem und damit zu hochgradig gefährlichem Verhalten führt.

Und deshalb ist das Wahrnehmen eigener Bedürfnisse und vor allem das Streben nach Bedürfnisbefriedigung gefährlich: Es kann schnell zu Handeln führen, welches Normen widerspricht. Und auch die Befolgung eigener Gefühle, die anzeigen, was man will, was einem wichtig ist und was man nicht will, ist potenziell gefährlich, weil man dadurch eigenen Standards folgt, spontan handelt, „irrational“ handelt etc. Aber all dies Verhalten kann sehr leicht zu Normverstößen führen und damit ist es hochgradig gefährlich. Es muss also stark kontrolliert werden. Die Person versucht damit, alle Quellen auszuschalten, die zu alternativem Handeln führen könnten und damit zu Normverstößen: *Also definiert sie eigene Bedürfnisse und Gefühle konsequent als störend*: denn das sind sie ja auch wirklich, sie führen zu Abweichungen von den Normen. Daher dürfen Bedürfnisse und alle Gefühle, die eigene Bedürfnisse anzeigen, nicht mehr geduldet werden: Sie werden nicht ernst genommen, nicht wahrgenommen, nicht weiter verfolgt. Damit verlieren die Personen Stück für Stück den Zugang zu ihrem eigenen Motivsystem. Die Personen „fahren“ ihre eigenen Gefühle systematisch herunter, z. B.

- durch Vermeiden von Situationen, die Emotionen und Bedürfnisse aktivieren;
- durch Ablenken der Aufmerksamkeit von Emotionen;
- durch Nicht-ernst-Nehmen von Gefühlen;
- durch systematisches Nichtreflektieren über eigene Bedürfnisse usw.

Die Folge davon ist,

- das Entstehen eines massiven Alienationseffekts: Die Klienten haben keine Repräsentation ihrer Bedürfnisse mehr;
- dass die eigenen Motive auch kaum noch repräsentierbar sind;
- dass eigene Gefühle nicht mehr interpretierbar sind, also nur noch irritierend und störend wirken;
- dass die Person keine eigenen Standards mehr hat, was die Wahrscheinlichkeit, sich an äußeren Standards zu orientieren, weiter erhöht.

Wenn die eigenen Gefühle mit der Zeit als wirklich irritierend, verstörend und damit als aversiv erlebt werden, veranlasst das die Person, alle gefühlsmäßigen Verarbeitungsprozesse noch stärker zu vermeiden: es beginnt ein Teufelskreis, der mit der Zeit immer auswegloser wird.

Es ist auch wichtig zu sehen, dass sich Klienten mit zwanghafter Persönlichkeitsstörung nicht, wie etwa Klienten mit dependenter Persönlichkeitsstörung, an aktuellen *Erwartungen* anderer Personen orientieren: Klienten mit dependenter Persönlichkeitsstörung versuchen herauszufinden, was ein Interaktionspartner *aktuell gerade möchte,* und versuchen, sich seinen Wünschen flexibel anzupassen. Bei Klienten mit zwanghafter Persönlichkeitsstörung war eine solche Strategie dagegen zwecklos: Gefordert wird nicht, sich den jeweils wechselnden Erwartungen von Interaktionspartnern anzupassen, sondern gefordert wird, sich allgemeingültig definierten, immer geltenden *Normen* anzupassen. Das Kind/der Jugendliche soll nicht das tun, was der Interaktionspartner will oder was ihm gut tut, er soll tun, was „man“ tut, was „gut und richtig“ ist, er soll also starren Regeln folgen, die man „allgemein“ befolgt, und nicht flexiblen, sich ändernden Erwartungen. Damit sind die Standards, die erfüllt werden müssen, auch nicht flexibel, sondern rigide. Und damit ist eine möglichst hoch rigide Erfüllung auch relativ sicher.

Das einzige, was übrig bleibt, ist die Normerfüllung: und zwar als Erfüllung „eigener“ Normen, die man „will“, die man „verteidigt“, die die absolute Grundlage des eigenen Handelns werden. Das Befolgen von Normen schafft Kontrolle und damit Sicherheit; das

Nicht-Befolgen erzeugt dagegen *Angst*. Und die bei „Abweichungen" aufkommende Angst sorgt immer wieder dafür, dass die Person „auf dem richtigen Weg bleibt".

> In der Regel sind den Klienten mit zwanghafter Persönlichkeitsstörung aber die *Gründe für die entstehenden Ängste nicht mehr zugänglich*: Auch die Reflexion der Ängste wird vermieden und die Gründe der Ängste werden damit genauso unzugänglich wie alle anderen Emotionsprozesse auch. Und das hat zur Folge, dass die Personen *gar nicht mehr angeben können, wovor sie eigentlich Angst haben*; die Angst wird eher diffus, ungreifbar, aber dadurch keinesfalls weniger aversiv. Im Gegenteil: *Da die Angst nicht mehr fassbar ist, kann man auch so gut wie gar nichts mehr dagegen tun*. Einer diffusen, unbegreiflichen Angst ist man noch weit stärker ausgeliefert als einer konkreten, beschreibbaren Angst. Und damit verstößt diese Angst auch massiv gegen das starke Kontrollbedürfnis und muss wiederum auf alle Fälle vermieden werden. Wiederum ist das einzige, was bleibt, die Normerfüllung: Die ist der einzige Weg, die Angst zu kontrollieren. Das System ist damit hochgradig abgeschottet, und es ist *selbst-stabilisierend*.

Man kann jedoch annehmen, dass das System in der Regel nicht vollständig abgeschottet ist: Denn wenn es völlig abgeschottet ist, dann ist es wahrscheinlich massiv ich-synton; und wenn es das ist, dann werden Klienten mit einem solchen System wahrscheinlich gar nicht in Therapie kommen. Und wenn sie aufgrund einer komorbiden Störung in Therapie kommen, wird es sehr wahrscheinlich unmöglich sein, eine Änderungsmotivation für das zwanghaft-persönlichkeitsgestörte System herauszuarbeiten. Mit dieser Möglichkeit sollten Therapeuten daher rechnen: Mit Klienten, die nicht erreichbar sind. Diese Klienten sollten die Therapeuten auch nicht gegen ihren Willen beeinflussen. Gelingt es dem Therapeuten, eine Änderungsmotivation *aus dem System des Klienten herauszuarbeiten*, sodass der Klient sich dafür entscheidet, an einer Veränderung zu arbeiten, dann ist die Therapiemaßnahme auch ethisch gerechtfertigt; gelingt dies jedoch nicht, dann hat der Therapeut auch kein Recht, einen Klienten „von seinem Leiden zu befreien", wenn er gar nicht befreit werden will. *Jede Person hat das Recht auf ihre Probleme*. Und wenn sie diese behalten will, dann hat sie auch dazu das Recht.

Aber wenden wir uns den Klienten zu, die nicht völlig abgeschottet sind. Man muss annehmen, dass Klienten in einer Umwelt leben, wo sie wahrnehmen, wie andere leben: Und sie sehen, dass andere froher sind, es leichter haben, zufriedener sind, Dinge tun, die sie selbst nicht tun usw. Das heißt, man muss annehmen,

- dass authentische Motive der Personen durch Stimuli immer wieder getriggert werden und sich nicht völlig abschalten lassen;
- dass emotionale Prozesse sich ebenfalls nicht vollständig blockieren lassen;
- dass Klienten daher immer wieder, mehr oder weniger rudimentär, mit einer Diskrepanz konfrontiert werden zwischen ihrem Lebensentwurf und dem, was sein könnte;
- und dass damit immer wieder Unzufriedenheit getriggert wird;
- und dass Klienten auch immer wieder sehen, dass es auch anders geht, dass man anders leben, anders handeln kann.

Daher muss man annehmen, dass es zwanghafte Klienten gibt (und wahrscheinlich sind sie unter den Klienten, die zur Therapie kommen, relativ häufig), deren Störung *nicht völlig ich-synton* ist, die Ambivalenzen und Diskrepanzen spüren. *Und dies sind die Klienten, die prinzipiell durch Therapie erreichbar sind.*

Diese Klienten kommen oft auch wegen komorbider Depression oder allgemeiner Unzufriedenheit in die Therapie: Das extrem einengende, extrem anhedonistische Verhalten der Personen macht Depression als komorbide Störung besonders wahrscheinlich (falls man die Diskrepanzen bemerkt!). Damit haben aber *die* Klienten, die mit dieser Komorbidität kommen, eine bereits deutliche Anfangsmotivation zur therapeutischen Arbeit. Ihr System ist *nicht* völlig abgeschottet und unerreichbar, es steht ein Stück weit offen und genau das muss der Therapeut nutzen.

2 Diagnostik

2.1 Diagnostische Kriterien

Das DSM-5 (American Psychiatric Association [APA], 2013) gibt als Kritierien an:

Diagnostische Kriterien	F60.5

A. Ein tiefgreifendes Muster von starker Beschäftigung mit Ordnung, Perfektion und psychischer sowie zwischenmenschlicher Kontrolle auf Kosten von Flexibilität, Aufgeschlossenheit und Effizienz. Der Beginn liegt im frühen Erwachsenenalter, und das Muster zeigt sich in verschiedenen Situationen. Mindestens vier der folgenden Kriterien müssen erfüllt sein:

1. Beschäftigt sich übermäßig mit Details, Regeln, Listen, Ordnung, Organisation oder Plänen, sodass der wesentliche Gesichtspunkt der Aktivität dabei verloren geht.
2. Zeigt einen Perfektionismus, der die Aufgabenerfüllung behindert (z. B. kann ein Vorhaben nicht beendet werden, da die eigenen überstrengen Normen nicht erfüllt werden).
3. Verschreibt sich übermäßig der Arbeit und Produktivität unter Ausschluss von Freizeitaktivitäten und Freundschaften (nicht auf offensichtliche finanzielle Notwendigkeit zurückzuführen).
4. Ist übermäßig gewissenhaft, skrupulös und rigide in Fragen von Moral, Ethik oder Werten (nicht auf kulturelle und religiöse Orientierung zurückzuführen).
5. Ist nicht in der Lage, verschlissene oder wertlose Dinge wegzuwerfen, selbst wenn sie nicht einmal Gefühlswert besitzen.
6. Delegiert nur widerwillig Aufgaben an andere oder arbeitet nur ungern mit anderen zusammen, wenn diese nicht genau die eigene Arbeitsweise übernehmen.
7. Ist geizig sich selbst und anderen gegenüber; Geld muss im Hinblick auf befürchtete künftige Katastrophen gehortet werden.
8. Zeigt Rigidität und Halsstarrigkeit.

Diagnostische Kriterien für die Zwanghafte Persönlichkeitsstörung nach DSM-5 (Abdruck erfolgt mit Genehmigung aus der deutschen Ausgabe des *Diagnostic and Statistical Manual of Mental Disorders, Fifth Edition*

Die Kriterien des ICD-10 (Dilling, Mombour, Schmidt & Schulte-Markwort, 1994) sind:

- Gefühle starken Zweifels und verstärkte Vorsicht;
- Vorliebe für Details, Regeln, Listen, Ordnung, Organisation oder Schemata;
- Perfektionismus, der Aufgabenerfüllung erschwert bzw. unmöglich macht;

- Übertriebene Gewissenhaftigkeit, Skrupel und Vorlieben für Produktivität auf Kosten von Genussfähigkeit und zwischenmenschlichen Beziehungen;
- Pedanterie und übertriebene Anpassung an soziale Konventionen;
- Rigidität und Sturheit;
- Übertriebenes Bestehen darauf, dass andere sich völlig der Art und Weise unterwerfen, in der der Betreffende seine Aufgaben verrichtet bzw. übertriebene Zurückhaltung, Aufgaben an andere zu delegieren;
- Auftreten von beharrlichen und unerwünschten Gedanken und Impulsen.

2.2 Charakteristika

Die Prävalenz von ZWA wird auf 7,8 % geschätzt, wobei Männer und Frauen gleich häufig betroffen sind (Grant, Mooney & Kushner, 2012). Im DSM-5 (APA, 2013) wird die Häufigkeit in der Bevölkerung auf 2,1–7,9 % geschätzt.

ZWA zeigen eine hohe Komorbidität mit paranoider, selbstunsicherer und Borderline-Persönlichkeitsstörung (Pfohl & Blum, 1995).

Personen mit ZWA haben Probleme mit Ertragen von Unsicherheit (Gallagher, South & Oltmanns, 2003); sie zeigen auch gelegentlich aggressive Ausbrüche (Villemarette-Pittman, Houston & Mathias, 2004).

Personen mit einer Zwangsstörung (auf Achse 1) haben eine erhöhte Wahrscheinlichkeit, auch Aspekte einer ZWA aufzuweisen (Alpert et al., 1997; Eisen, Coles, Shea, Pagano, Stout, Yen et al., 2006; Garyfallos, Katsigiannopoulos, Adamopoulou, Papazisis, Karastergiou & Bozikas et al., 2010; Lochner et al., 2011; Ruppert, Zoudig & Konermann, 2007).

Dagegen weisen Personen mit ZWA nicht überproportional häufig eine Zwangsstörung auf (Baer, Jenike, Ricciardi & Holland, 1990; Joffe, Swinson & Regan, 1988; Rasmussen & Tsuang, 1986)

Weisen depressive Personen eine komorbide ZWA auf, steigt ihr Suizid-Risiko (Diaconu & Turecki, 2009; Raja & Azzoni, 2007).

Personen mit ZWA weisen eine erhöhte Komorbidität mit Depression auf (Bockian, 2006b).

Es gibt Hinweise auf erhöhte Komorbiditäten mit Depression (Hardy, Barkham, Shapiro, Stiles, Rees & Reynolds, 1995) und Angststörungen (Kasen, Cohen, Skodol, Johnson, Smailes & Brook, 2001).

Die zwanghafte Persönlichkeitsstörung (ZWA) ist vor allem durch eine extrem starke Normorientierung gekennzeichnet (Millon, 1996): Die Personen weisen starke Normen auf, an die sie sich sehr stark halten und die sie (z. T. sehr stark) einschränken. Die Personen leben damit in hohem Maße nach einem „ich muss“ bzw. „ich darf nicht“.

Die Klienten haben dabei die Normen, die für sie verbindlich sind, meist von wichtigen Bezugspersonen in der Biographie übernommen – sie haben sie nicht „frei gewählt": Sie haben diese Normen, das muss man beachten, *nicht* weil sie die „Inhalte" der Normen so überzeugend fänden, sondern weil die Übernahme der Normen vor Angst schützt. *Daher geht es nie wirklich um Inhalte*: Es geht um psychische Funktionen.

Des Weiteren setzen die Personen starke Regeln: Anders als Narzissten setzen sie dabei aber keine ich-bezogenen, sondern „allgemeingültige" Regeln der Form: „Man muss ...". Ähnlich wie Narzissten erachten sie sich selbst als „die Wächter der Regeln" und gehen davon aus, dass sie berechtigt sind, Regelverletzer zu bestrafen.

Personen mit ZWA weisen im Grunde eine hohe Angst auf, „etwas falsch zu machen", und was sie falsch machen können ist vor allem, die Normen zu verletzen. Und um nichts falsch zu machen, folgen sie übergreifenden Strategien, z. B.:

- *Der Strategie: Nicht spontan sein!*
  Denn spontan zu sein könnte leicht dazu führen, Dinge zu tun, die Normen verletzen: Also muss man immer „erst denken, dann handeln", muss immer überlegen und abwägen, was zu einem hohen Ausmaß an Lageorientierung führt.
- *Der Strategie: Gefühle kontrollieren!*
  Gefühle zu haben, Gefühle zu zeigen oder gar nach Gefühlen zu handeln, kann sehr leicht zu einer Verletzung von Normen führen. Daher versucht die Person, alle Gefühle stark zu kontrollieren und kaum zuzulassen: *Gefühle sind gefährlich.*
- *Der Strategie: Das, was ich muss, ist wichtiger als das, was ich möchte!*
  Auch eigene Bedürfnisse können dazu führen, dass man Normen missachtet und verletzt: Also geht man besser davon aus, dass „eigene Bedürfnisse keine Rolle spielen". Damit muss man sich aber auch gar nicht mit eigenen Bedürfnissen befassen und muss sie nicht kennen. Und diese Haltung führt dann konsequenterweise zu einem extrem hohen Ausmaß an Alienation.

Aufgrund dieser Strategien wirken Personen mit ZWA auf Interaktionspartner oft

- steif und hölzern: unentspannt, kontrolliert, unauthentisch;
- unspontan: die Person ist schwer aktivierbar, reagiert kaum auf Scherze, lässt sich nur schwer zum „Mitmachen" motivieren;
- unemotional und damit kalt und abweisend: sie lächelt wenig, zeigt keine Freude, ist emotional wenig reagibel.

Die Person mit ZWA ist auch wenig flexibel, kann nicht mal „fünfe gerade sein lassen", pocht auf die Einhaltung von Regeln und geht schon damit Interaktionspartnern oft „auf die Nerven".

Die Personen mit ZWA nehmen die Kosten ihres Systems oft deutlich wahr: Ihre mangelnde Spontaneität, ihre fehlende Emotionalität, ihre negative Wirkung auf andere. Oft haben sie selbst den Eindruck, „in einer Zwangsjacke" zu leben. Diese Kosten machen die Störung aber meist *nicht* ich-dyston, denn die Personen denken hier:

- Das muss alles so sein.
- Es gibt dazu keine Alternative.
- Wenn ich nicht nach Normen lebe, bricht das Chaos aus.

Und sie rechnen sich die Kosten schön:
- So schlimm ist es ja alles nicht.
- Das kann ich schon aushalten.
  Sie schaffen es auch, „Honig aus dem System zu saugen“, indem sie z. B. denken:
- Ich bin viel moralischer als andere.
- Ich bin der Einzige, der sich wirklich an Normen hält.
- Wenn alle so wären wie ich, wäre die Welt besser u. Ä.

Damit bildet sich, quasi als Kompensation für die Kosten, bei den Personen oft eine gewisse Überheblichkeit heraus; diese erhöht allerdings nicht wirklich den Sympathie-Faktor im Hinblick auf Interaktionspartner.

2.3 Weitere Charakteristika

Millon (1996) spezifiziert zusätzliche Charakteristika:
- Die Personen zeigen eine starke Kontrolle der eigenen Emotionen, sie wirken steif und kontrolliert.
- Das Erscheinungsbild ist korrekt, die Sprache formal und präzise.
- Persönliche Beziehungen sind nach Regeln gestaltet und müssen „korrekt“ sein.
- Sie zeigen eine hohe Orientierung an Normen und Moralvorstellungen.
- Sie reagieren stark auf relativen Status und Autorität: Es gibt für sie „Überlegene“ und „Unterlegene“, höher und tiefer Stehende.
- Sie zeigen Angst vor Autoritäten und versuchen, diese durch gute Normbefolgung zu beeindrucken.
- Sie reagieren ärgerlich und bestrafend auf Normverletzungen.
- Sie reagieren auf Neues und Ungewohntes verunsichert.
- Sie sehen Spontaneität und Emotionalität als Zeichen von „Unreife“ an.
- Sie versuchen andere zu veranlassen, sich ebenfalls an Regeln zu halten, die sie selbst als „objektiv“ und „verbindlich“ definieren.
- Sie halten vorgegebene Regeln für inhärent korrekt, für nicht hinterfragbar: Autoritäten haben Recht.
- Sie ignorieren eigene Bedürfnisse, aber auch eigene Defizite, eigene Schwächen, eigene Widersprüche, eigene Abweichungen von Regeln.
- Sie haben keinen Zugang zu eigenen Motiven und Wünschen.
- Sie zeigen ein hohes Maß an Selbst-Täuschung (Sachse, 2014): Sie definieren sich selbst als moralisch, perfekt, korrekt, reif, sozial, als diejenigen, die die richtige Einstellung aufweisen.
- Sie zeigen ein hohes Ausmaß an „Reaktionsbildung“: Um eigene Gefühle unter Kontrolle zu halten, engagieren sie sich besonders in moralischen/kontrollierenden Aktivitäten.
- Sie können ihre Feindseligkeit ausleben, indem sie für eine Autorität die Bestrafung anderer übernehmen.
- Das strikte Befolgen von Regeln dient auch dazu, eigene Gefühle und Bedürfnisse zu kontrollieren.

3 Störungstheorie

3.1 Zentrale Beziehungsmotive

Das geschilderte biographische Szenario führt dazu, dass mehrere zentrale Beziehungsmotive frustriert wurden und damit weiterhin hoch in der Motivhierarchie stehen.

Da die Klienten mit ZWA in ihrer Biographie massiv determiniert, kontrolliert und reglementiert wurden, ist das am stärksten frustrierte Motiv *Autonomie*: *Damit sollte Autonomie auch das zentrale Motiv in der Motiv-Hierarchie sein.* Die Klienten mit ZWA haben demnach ein (weiterhin stark ignoriertes und daher weiterhin) starkes Motiv danach, über das eigene Leben selbst zu bestimmen, eigene Entscheidungen zu fällen u. Ä. Den Klienten ist dieses Motiv in aller Regel überhaupt nicht klar; dennoch ist es stark wirksam: Die Personen mit ZWA reagieren nämlich auf alle (erlebten) Einschränkungen ihrer Autonomie mit starker Reaktanz (Brehm, 1968, 1972; Gniech & Grabitz, 1984): Sie wollen sich von anderen nichts sagen lassen (wogegen ihre eigenen, internalisierten Normen keine Reaktanz auslösen!).

Ein wesentliches Motiv ist auch *Anerkennung*: Es gibt das Bedürfnis, als Person respektiert zu werden, positiv definiert zu werden, gelobt zu werden. Denn die Klienten mit zwanghafter Persönlichkeitsstörung sind wahrscheinlich immer wieder massiv abgewertet, negativ definiert, abgelehnt worden. Das Motiv nach Anerkennung wird damit zentral sein.

Ein weiteres Motiv ist *Wichtigkeit*: Das Bedürfnis, im Leben anderer eine wichtige Rolle zu spielen. Man kann annehmen, dass die Klienten mit zwanghafter Persönlichkeitsstörung bei Normverstößen als lästig, störend, *toxisch* definiert wurden, also als Person wenig Wichtigkeit erfahren haben.

Ein sehr wichtiges Motiv ist auch *Solidarität*: Das Bedürfnis, sich auf andere verlassen zu können, Hilfe zu erhalten, Schutz, Unterstützung zu bekommen. Solidarität ist ein ebenfalls sehr stark frustriertes Motiv und rangiert deshalb wahrscheinlich ebenfalls hoch in der Motivhierarchie.

Wie ausgeführt, kann man jedoch annehmen, dass bei den Klienten mit zwanghafter Persönlichkeitsstörung ein sehr großes *Alienationsproblem* vorliegt: *Die wichtigen Motive sind so gut wie gar nicht mehr repräsentiert.* Und man muss darüber hinaus annehmen, dass es eine *starke Vermeidung* gibt. Die eigenen Bedürfnisse gelten als Ursachen für nonkonformes Verhalten und damit als Ursachen massiver Bestrafungen. Daher ist das Zulassen eigener Gefühle (die auf Bedürfnisse hinweisen) und Bedürfnisse „verboten": Die Klienten definieren konsequenterweise ihre eigenen Bedürfnisse als aversiv, störend, egoistisch, nicht akzeptabel, irrelevant. Die Person baut ein „Gegen-Image" auf, das beinhaltet,

- keine eigenen Bedürfnisse zu haben;
- keinen eigenen Bedürfnissen zu folgen;
- eigene Bedürfnisse als irrelevant anzusehen;
- eigene Bedürfnisse als gefährlich anzusehen.

Theoretisch muss man jedoch annehmen, dass die Bedürfnisse, so zentral wie sie sind, leicht zu triggern und gut vom Therapeuten zu befriedigen sind. Und man muss annehmen: so lange die Befriedigung der Bedürfnisse vom Therapeuten implizit erfolgt, ohne dass explizit klar wird, worum es geht, springt wahrscheinlich die Vermeidung gar nicht an. Daher sollte es relativ leicht möglich sein, die Bedürfnisse durch komplementäres Handeln des Therapeuten zu befriedigen; bei der Explikation der Motive könnte jedoch die Vermeidung getriggert werden, da den Klienten dann bewusst wird, worum es geht. Gegen komplementäres Handeln spricht theoretisch jedoch gar nichts; dies müsste eine gute Möglichkeit sein, Klienten „zu erreichen".

3.2 Dysfunktionale Schemata

3.2.1 Selbst-Schemata

Man kann annehmen, dass die biographischen Erfahrungen im Wesentlichen zu negativen Selbst-Schemata führten:

- Ich bin nicht o. k.
- Ich habe mangelnde Fähigkeiten.
- Ich bin im Grunde nicht akzeptabel.
- Ich bin unmoralisch, egoistisch, rücksichtslos.
- Ich bin für andere toxisch, schädlich, gefährlich.
- Ich bin nicht wichtig.
- Ich habe nichts zu bieten.
- Ich kann mein Leben nicht selbst bestimmen.
- Ich habe keine Kontrolle über mein Leben.

Man kann auch annehmen, dass diese Schemata ständig Selbstzweifel erzeugen, ständig Selbstabwertungen produzieren, gegen die die Person auch ständig etwas unternehmen muss.

Die Toxizitätsschemata von Klienten mit ZWA sind unserer Erfahrung nach besonders stark ausgeprägt: Die Klienten halten sich oft für „besonders toxisch" und haben Annahmen wie „wenn ich nicht hochgradig aufpasse, dann schädige ich andere in hohem Maße". Sehr oft sind den Klienten ihre Toxizitätsschemata aber überhaupt nicht mehr bewusst. Sie werden völlig von kompensatorischen Schemata „überlagert". Sie weisen hier Annahmen auf wie:

- Ich schädige oder störe andere.
- Ich belaste oder belästige andere.
- Andere sind ohne mich besser dran.

3.2.2 Selbstwerterhöhung

Die Selbstwert-Erhöhung, die durch die massiven Selbstabwertungen erforderlich wird, ist eine Strategie, die das Problem der Klienten mit zwanghafter Persönlichkeitsstörung noch deutlich verschlimmert. Der Klient, der zutiefst an sich zweifelt und sich für unattraktiv und unwichtig hält, kann aus der Normerfüllung und vor allem aus der rigiden Normerfüllung Honig saugen: Denn er ist der einzige im Universum, der die richtigen Normen aufweist, er ist der einzige, der wirklich weiß, was *man* tun sollte, er ist der einzige, der diese Normen auch wirklich und richtig erfüllt (er ist der erste Normbefolger!); *und diese Einzigartigkeit ist etwas Besonderes, sie zeichnet die Person aus, erhöht sie deutlich über andere, die egoistisch, triebhaft, verkommen, irregeleitet sind.*

Es ist klar, dass diese Konstruktion es dem Therapeuten nicht gerade erleichtert, das System des Klienten zu erschüttern: Es wird immer deutlich, dass die Normen eine sehr schwer einnehmbare Festung darstellen. Und daher ergibt sich die Frage, ob der Therapeut sich daran überhaupt eine Beule holen sollte: Sollte der Therapeut sich überhaupt mit Normen befassen? Aus therapeutischer Erfahrung und auch aus theoretischen Gründen würden wir Therapeuten dringend davon abraten.

3.2.3 Beziehungsschemata

Beziehungen hat der Klient wahrscheinlich nie als freundlich, fürsorglich, solidarisch erlebt, daher kann man annehmen, dass er Beziehungsschemata der Art aufweist:

- Beziehungen sind kalt, unfreundlich, bringen wenig.
- In Beziehungen wird man eher abgewertet.
- Beziehungen sind nicht solidarisch.
- Man verlässt sich besser auf sich selbst.
- Man gibt besser wenig von sich selbst preis.
- Man bleibt besser auf Distanz, denn Distanz gibt Sicherheit.

3.3 Kompensatorische Schemata

Betrachtet man, in welchem Ausmaß sich die Personen mit ZWA in ihrer Biographie bedroht gefühlt haben müssen, und betrachtet man die Negativität der dysfunktionalen Schemata, dann wird deutlich, dass es im System der Klienten einen hohen Druck geben muss, kompensatorische Schemata zu entwickeln, die geeignet sind, die Bedrohungen und negativen Annahmen unter Kontrolle zu halten. Und es wird deutlich, dass diese Schemata ziemlich massiv und rigide ausfallen müssen, um das hohe Ausmaß an Bedrohung abzufangen.

3.3.1 Norm-Schemata

Die interaktionellen Ziele lauten vor allem:

- Folge den Normen, dann bist Du auf der sicheren Seite!
- Folge Normen, damit Du schlimme Konsequenzen vermeidest!

- Folge den Normen, dann ist alles o. k.!
- Wenn Du den Normen nicht folgst, dann resultieren Katastrophen!
- Folge auf keinen Fall Deinen Bedürfnissen und Gefühlen!
- Lass auf keinen Fall auch nur im Geringsten bei der Normerfüllung nach, denn schon das hat Katastrophen zur Folge!
- Lass nicht zu, dass man Dein System in Frage stellt, denn das wäre gefährlich!
- Halte alle Kosten einfach aus, denn es gibt keine Alternative zur Normerfüllung!
- Gib wenig von Dir preis, denn das führt zur Abwertung!

Die Normen sind somit eindeutig ein Aspekt der Kontrollebene; es gibt *kein* Bedürfnis nach Normerfüllung auf der Motivebene. Normen sind die Lösungen für ein massives interaktionelles Problem. Und Normen sind inzwischen auch ein starker Schutz gegen Ängste.

> Unseres Erachtens nach gibt es auch kein „Bedürfnis nach Kontrolle" auf der Motivebene: *Kontrolle ist vielmehr per definitionem ein Vermeidungsziel!* Ein normatives Schema nach Kontrolle entsteht dann und nur dann, wenn die dysfunktionalen Schemata anzeigen, dass es etwas zu kontrollieren gibt.

Die Erfüllung von Normen erreicht die interaktionellen Ziele der normativen Schemata, *befriedigt aber die Motive in gar keiner Weise*. Normen erzeugen Kontrolle und Sicherheit, aber dadurch, dass sie einen engen, rigiden Kasten bilden, der gleichzeitig zu einem *Gefängnis* wird.

Die Norm-Orientierung kann so stark sein, dass alle Lebensbereiche davon betroffen sind: Die Arbeit muss gemäß bestimmter Normen erledigt werden und auch in Partnerschaften spielen Normen eine Rolle. Häufig folgen die Klienten sogar der Regel: *„Normen sind wichtiger als Beziehungen"*. Mit Interaktionspartnern, die bestimmte Normen nicht erfüllen, will man nichts mehr zu tun haben. So werden im Extremfall sogar eigene Kinder „verstoßen", weil sie sich „unanständig" verhalten.

3.3.2 Regel-Schemata

Klienten mit zwanghafter Persönlichkeitsstörung sind *Regelsetzer*: Sie bestimmen, was andere Leute tun und lassen sollen oder was richtig und was falsch ist.

Anders als bei den Narzissten sind die Regeln dabei nicht offen ich-bezogen: Die zwanghaften Klienten verkünden immer *allgemeingültige Regeln*: Es steht in der Bibel, der Tora, dem Gesetzbuch oder „es versteht sich von selbst" oder „es gehört sich einfach so". Es sind angeblich universelle Regeln, die nicht weiter begründet werden müssen. Damit sind es, nach Ansicht der ZWA, auch keine Regeln, die sie selbst aufstellen, sondern es sind Regeln, die sie nur „zitieren".

Und, anders als die Narzissten, sind die zwanghaften Klienten hoch missionarisch: *Alle* sollten diesen Regeln folgen, dann wäre die Welt besser, moralischer, problemloser usw. Und diejenigen, die den Regeln nicht folgen, werden abgewertet als unmoralisch, unsozial, egoistisch, als Schädlinge u. a.

Die zwanghaften Klienten machen sich in der Regel damit wenig Freunde: Denn die meisten Leute haben den Eindruck, dass sie keine Hohepriester der Moral oder der Akribie in ihrer Nähe benötigen und dass sie vor allem nicht laufend beurteilt und abgewertet werden wollen.

Anders als Narzissten befolgen die zwanghaften Klienten ihre Regeln aber auch selber: Sie sind sogar die *ersten Regelbefolger*. Sie befolgen die Regeln viel besser, viel genauer als sonst irgendjemand. Und jeder, der es nicht hören will, bekommt genau das vorgekaut.

Therapeuten sollten sich hier aber niemals bluffen lassen: Es geht den Klienten natürlich gar nicht um die Inhalte der Regeln selbst: Die Inhalte sind völlig austauschbar und da es tausende möglicher (moralischer und gesetzlicher usw.) Normen gibt, ist es im Grunde völlig willkürlich, auf welche man sich beruft. Es muss klar sein: *Die Inhalte sind im Grunde irrelevant*. Es geht tatsächlich auch nicht um die Inhalte, *sondern um die Funktion der Normen: Für die Klienten haben die Normen eine Angst-Schutz-Funktion*. Das ist der entscheidende psychologische Aspekt der Normen und diesen Aspekt darf ein Therapeut nie aus den Augen verlieren.

Der Klient will dem Therapeuten aber weismachen, es ginge um die Inhalte der Normen und darum, diese Inhalte zu glauben und zu verteidigen: Dies ist aber wieder eine der bekannten Selbst-Täuschungen, auf die ein Therapeut niemals „reinfallen" darf.

Die Regeln sind eindeutig *Aspekte der Spielstruktur*: Die Regeln dienen dazu, Sicherheit zu schaffen, die Umwelt kontrollierbar zu machen, berechenbar; denn, wenn alle den Regeln folgen werden, dann

- wäre die Person nicht mehr gefährdet, nicht mehr bedroht;
- würde sie nicht mit Alternativen konfrontiert und würde damit weniger Diskrepanzen und Spannungen erleben.

Also ist es doch eine an sich schlaue Strategie, die Welt so zu schaffen, dass sie keine Probleme mehr bereitet. Dumm ist nur, dass andere das ganz anders sehen und die Strategie genau deshalb Probleme bereitet.

3.4 Manipulation

3.4.1 Allgemeines

Klienten setzen soziale Regeln. Das tun sie aber ziemlich offen und unverblümt. Sie sind hoch dominant und bestimmend, aber ihre Strategien sind meist nicht sonderlich verdeckt. Daher ist der *manipulative* Gehalt ihrer Interaktionen eher gering.

3.4.2 Images und Appelle

Images lauten:

- Ich weiß Bescheid!
- Ich kann euch sagen, was Ihr tun müsst!
- Ich bin euch moralisch weit überlegen!
- Ihr solltet mir alle folgen!

Appelle sind:
- Lasst mich alle in Ruhe!
- Ich bin unantastbar!
- Stellt mich nicht in Frage!
- Tut, was ich euch sage!
- Aber bleibt auf Distanz!

3.4.3 Interaktionsspiele

Das hauptsächliche Spiel der Klienten mit zwanghafter Persönlichkeitsstörung bezeichnen wir als das *„Moses-Spiel"*: Die Klienten verkünden den anderen Unwissenden „das Gesetz"; dafür wollen sie anerkannt, ja geehrt werden. Sie sind im Grunde diejenigen, die anderen „das Heil" bringen können, wenn man nur auf sie hören würde. Das Problem ist, dass es dem Spiel meist an Überzeugungskraft mangelt, sodass fast niemand davon beeindruckt wird (wohl aber genervt).

3.4.4 Tests

Tests gehen meist in Richtung auf Loyalität: „Sie finden doch auch, dass man …? Wie, Sie finden das nicht? Dann muss man sich aber über Ihre moralische Integrität ernsthafte Sorgen machen!" Therapeuten werden darauf getestet, ob sie der gleichen Meinung sind wie der Klient: Das erwartete Verhalten ist hier nicht, dass der Therapeut sich gegen Dritte verbündet, sondern dass er dem Klienten uneingeschränkt *zustimmt*, die Annahmen des Klienten damit bestätigt. Nach bisherigen Erfahrungen sind jedoch Tests dieser Art eher selten; sie treten auch vor allem dann auf, wenn Therapeuten dummerweise direkt gegen Normen vorgehen; vermeidet der Therapeut dieses unkluge Vorgehen, treten Tests so gut wie nicht auf.

3.5 Besonderheiten

3.5.1 Nähe, Distanz und Bindung

Klienten mit zwanghafter Persönlichkeitsstörung halten Interaktionspartner auf Distanz: Distanz verhindert, dass man viel von sich preisgibt, dass man sich ausliefert, dass man angreifbar wird. Man lässt nur wenige Leute an sich heran und das auch nur unter Vorbehalt; mit der Möglichkeit, sie jederzeit wieder abschieben zu können. Klienten mit zwanghafter Persönlichkeitsstörung können auch andere zu „Unpersonen" machen, andere aus ihrem Umfeld „tilgen", gedanklich „vaporisieren".

Auch Bindungen werden nur mit Vorbehalt eingegangen: Man vertraut dem anderen nie völlig, gibt sich nicht hin, öffnet sich nicht völlig, d. h., man geht nie wirklich eine Beziehung ein.

Dazu kommt noch eine gebremste Emotionalität und Spontaneität: Alles muss erst einmal (auf Norm-Stimmigkeit) geprüft, durchdacht, geplant werden, *spontanes Verhalten ist potenziell gefährlich*, Emotionsausbrüche sind völlig unangebracht. Eine Person mit zwanghafter Persönlichkeitsstörung ist so ziemlich das Gegenteil eines „Latin Lovers“: hölzern, verklemmt, schwer emotionalisierbar, unromantisch bis in die Knochen. Der ideale Partner zum Ausfüllen der Steuererklärung. Personen mit ZWA gehen deshalb auch oft „Zweck-Beziehungen“ ein, Zweck-Bündnisse, die durchaus ihre Aufgabe erfüllen können.

Die Distanz macht sich natürlich auch in der Beziehung zum Therapeuten bemerkbar: Der Klient ist auch hier zurückhaltend, eher misstrauisch, gibt wenig von sich preis, hält den Therapeuten auf breiter Front auf Distanz. Damit ist auch hier der Aufbau einer halbwegs funktionierenden therapeutischen Allianz eine zentrale Aufgabe.

3.5.2 Ich-Syntonie, Perspektive und Vermeidung

Die zwanghafte Persönlichkeitsstörung ist hoch bis extrem hoch ich-synton: Der Klient ist davon überzeugt, dass die Erfüllung der Normen das Wichtigste überhaupt ist, und dass *er* sie wirklich will. Allerdings, so muss man wie gesagt annehmen, ist die Störung bei vielen Klienten nicht völlig ich-synton. Die Klienten bemerken Kosten und sie leiden darunter; sie wundern sich oft der Art: „Ich mache doch alles richtig, warum bin ich dann nicht zufrieden?“

Manchmal hat man aber den Eindruck, dass den Klienten die Kosten völlig egal sind, ja, dass sie alle möglichen Kosten in Kauf nehmen, nur um ihr System aufrechterhalten zu können. Eine genauere Analyse zeigt jedoch, dass das nur zum Teil stimmt. Das starre Beharren darauf, dass „man Kosten eben in Kauf nehmen muss, egal, was immer die Kosten sind“, kommt, so glaube ich, durch Reaktanz zustande. Beispielsweise hatte ich (R. S.) mal eine Supervision, bei der ein Klient mit zwanghafter Persönlichkeitsstörung vor einem Problem stand: Er war in einem metallverarbeitenden Betrieb Prüfer für die Endabnahme. Wegen finanzieller Schwierigkeiten bat ihn die Geschäftsleitung, eine Zeit lang etwas weniger sorgfältig zu prüfen; denn vom Verkauf könnten u. a. Arbeitsplätze abhängen. In der Therapie äußerte der Klient sich bestürzt über dieses Ansinnen: Er sei auf keinen Fall bereit, seine Standards zu ändern, selbst wenn dadurch Arbeitsplätze verloren gingen. Dann aber wird deutlich, dass dem Klienten eigentlich die Kollegen keineswegs gleichgültig sind. Dennoch kann er in der Situation gar nicht anders handeln. Er fühlt sich unter Druck gesetzt, seine Normen aufzuweichen. Das wirkt auf ihn aber massiv bedrohlich: Er soll das aufgeben, was Sicherheit, Kontrolle schafft und gegen die Angst schützt. Daraufhin reagiert der Klient mit Reaktanz: Er schaltet auf stur (was er gut kann!) und bewegt sich nicht mehr einen Zentimeter.

> Dies macht etwas sehr Wichtiges im Umgang mit zwanghaften Klienten deutlich: *Geht man direkt gegen die Normen des Klienten an, erzeugt man massive Reaktanz!* Man provoziert eine Schutzreaktion des Klienten. Deshalb kann man wohl gar nicht sagen, dass dem Klienten Kosten völlig egal sind; diese Reaktion dürfte in der Regel eine Antwort sein auf einen direkten oder indirekten Angriff auf die Normen.

Und damit wird erneut deutlich, dass es therapeutisch wohl wenig sinnvoll ist, sich mit den Normen des Klienten zu beschäftigen: Dies ist eine uneinnehmbare Festung, die man von hinten einnehmen muss; stürmt man von vorne, hat man nicht die geringste Chance.

Die Perspektive ist stark external: Der Klient befasst sich damit, ob er alles richtig macht, aber nicht mit sich selbst. Versucht man, die Perspektive zu internalisieren, kann dies schwierig sein, weil Vermeidungsstrategien einsetzen können. Es kommen auch Argumente wie:

- „Es spielt keine Rolle, was ich will!“
- „Ich bin doch nicht egoistisch.“ u. a.

Der Therapeut muss darauf vorbereitet sein, sonst wird er hier leicht mattgesetzt.

3.5.3 Norm- und Erwartungsorientierung

Es ist wichtig, Norm- und Erwartungsorientierung zu unterscheiden.

Erwartungsorientierung bedeutet, dass eine Person versucht, die Erwartungen eines Interaktionspartners (IP) zu erfüllen: Die Person versucht zu rekonstruieren, was ein IP (jetzt und aktuell) möchte und versucht, diesen Wunsch zu erfüllen. Da die Erwartungen von Personen variieren, ist eine Erwartungsorientierung *flexibel*: Die Person muss immer wieder neu rekonstruieren, was die *aktuellen* Erwartungen des IP sind und muss jeweils *andere* Erwartungen erfüllen.

Normorientierung bedeutet dagegen, dass eine Person sich an *eigenen* Normen orientiert, die (im Wesentlichen) unverändert bleiben: Die Person

- folgt damit immer *den gleichen* Normen: Normorientierung ist damit *nicht flexibel*, sondern rigide;
- folgt *eigenen* Normen, die verbindlich sind: Sie kann daher kaum selbst entscheiden, ob sie den Normen folgen will oder nicht; auch in dieser Hinsicht ist Normorientierung rigide.

Personen mit ZWA sind hochgradig normorientiert *und gerade nicht* erwartungsorientiert: Sie passen sich nicht den (jeweils wechselnden) Erwartungen anderer an.

3.5.4 Ignorierung von Affekten und Alienation

Wie ausgeführt empfinden Personen mit ZWA eigene Motive und Bedürfnisse als potenziell bedrohlich: Folgt man ihnen und das auch noch spontan (d. h. ohne genaue Prüfung und ohne die möglichen Konsequenzen zu durchdenken), dann kann das schnell zu einem Handeln führen, das Normen widerspricht, und das ist (potenziell) hoch gefährlich.

Aus der Sicht der Person sind die Normen und deren Erfüllung zentral wichtig: Deshalb spielt es nicht nur keine Rolle, was die Person möchte oder was sie will, sondern eigene Bedürfnisse, Wünsche, Sehnsüchte etc. sind eher störend, ablenkend und potenziell gefährlich.

Daher
- gibt es aus der Sicht der Person keine Veranlassung, sich mit eigenen Motiven, Wünschen etc. zu befassen: es macht keinen Sinn, sie zu kennen, über sie nachzudenken u. Ä.;
- macht es jedoch aus Sicht der Person viel Sinn, die eigenen Wünsche etc. systematisch zu ignorieren, eine Auseinandersetzung damit systematisch zu vermeiden;
- und damit macht es auch Sinn, alle affektiven Reaktionen, die Hinweise auf Motive, Wünsche, Bedürfnisse und Sehnsüchte geben könnten, systematisch aus der Aufmerksamkeit auszublenden (vgl. Sachse & Langens, 2014).

Eine notwendige psychologische Konsequenz eines solchen Vorgehens ist ein *extrem hohes Ausmaß an Alienation*, also eine Entfremdung vom eigenen Motivsystem: Die Person hat damit keine Repräsentation eigener Motive, Wünsche etc., d. h. sie kann ein Wissen über diese Aspekte nicht aus dem Gedächtnis abrufen. Und sie hat auch *keinen aktuellen Zugang* zu ihren Motiven, Wünschen etc., d. h. sie kann auch aktuell nicht „spüren", was sie möchte oder nicht möchte.

Alienation ist ein von Kuhl geprägter Begriff (Baumann & Kuhl, 2003; Beckmann, 1997, 2006; Kuhl, 1995, 2001; Kuhl & Beckmann, 1994; Kuhl & Kaschel, 2004; Kuhl & Kazen, 1994). Alienation bedeutet „Entfremdung": Gemeint ist damit die Entfremdung einer Person von ihren eigenen Motiven, Bedürfnissen, Zielen, ihrer „Präferenz-Struktur".

Nach Kuhl unterscheiden sich Personen stark darin, wie gut ihr Zugang zu ihrem eigenen Bedürfnis- oder Motiv-System ist. Es gibt Personen, die einen guten Zugang zum eigenen Motivsystem aufweisen und die demzufolge auch über eine gute bewusste Repräsentation ihrer Wünsche und Bedürfnisse verfügen: Sie wissen, was sie wollen oder nicht wollen, was sie brauchen oder nicht brauchen, was sie wünschen, was ihnen wichtig ist, was sie anstreben und was sie vermeiden möchten. Sie können sich demzufolge nach *eigenen internalen Standards* richten, ihr Handeln und ihre Entscheidungen auf ihr eigenes Wertesystem beziehen und ihre Wünsche und Bedürfnisse in ihrem Handeln realisieren. Sie sind damit *selbstregulativ*: Ihr Handeln und ihre Bedürfnisse stehen im Einklang, sind kongruent, sie orientieren sich nach eigenen, internalen Standards. Sie wissen selbst sehr genau, was sie wollen, wofür sie sich entscheiden sollen, was sie anstreben usw. Sie sind an sich selbst orientiert und „im Einklang mit sich selbst".

Dagegen gibt es Personen, die einen schlechten Zugang zu ihrem eigenen Bedürfnis- und Motiv-System haben: Sie sind von diesem System entfremdet (= Alienation). Sie weisen keine oder nur eine sehr lückenhafte Repräsentation eigener Wünsche und Bedürfnisse auf; die Folge davon ist, dass sie *nicht* wissen, was sie wollen oder nicht wollen; dass sie nicht wissen, was ihnen gut tut oder nicht; dass sie nicht wissen, welche Ziele sie verfolgen sollen u. Ä. Sie weisen damit auch *keine* internalen, eigenen Standards auf, an denen sie sich orientieren können. Dadurch ist auch ihre Fähigkeit, sich zu entscheiden, beeinträchtigt. Sie stehen auch in der Gefahr, an ihren Bedürfnissen und Motiven vorbeizuleben, weil sie ja gar nicht wissen, welches ihre Bedürfnisse sind und sich gar nicht nach internen Standards richten können. Diese Personen weisen damit *keine* Grundlage für eine funktionierende Selbstregulation auf: Sie können sich nicht nach eigenen Werten orientieren, sie können so etwas wie eine Kongruenz innerhalb ihres psychischen Systems gar nicht herstellen (Sachse, 2006).

Damit sind diese Personen in doppelter Weise beeinträchtigt: sie können weder *aktuell* klären, was eigene wichtige Motive sind, noch können sie Wissen darüber im Gedächtnis „abfragen“. Sie haben damit nur unzureichend Kenntnis über ihr eigenes Motiv-System: damit sind sie aber *von einer wesentlichen internen Informationsquelle abgeschnitten*. Wenn man aber annimmt, dass z. B. für längerfristige Handlungsplanungen, für Entscheidungen, für das Abwägen von Alternativen (d. h., für Prozesse vor Überschreiten des Rubicon, vgl. Heckhausen & Kuhl, 1985; Heckhausen, Gollwitzer & Weinert, 1987) der Zugang zum eigenen Motiv-System bzw. zu dessen Repräsentationen wesentlich ist, dann sollte bei diesen Personen die Handlungssteuerung beeinträchtigt sein. Die Gefahr, Entscheidungen zu treffen, Pläne zu machen und zu verfolgen usw., die mit dem eigenen Motivsystem gar nicht kompatibel sind, diesem sogar widersprechen, ist groß. Gerade für relativ schnelle Entscheidungen, Abwägungen usw. ist es unfunktional und z. T. völlig unmöglich, aktuell in eine Klärung der eigenen Motive einzusteigen. Hier ist es nötig, auf eine valide Repräsentation des eigenen Motiv-Systems zurückgreifen zu können. Eine Repräsentation ist als schnell verfügbare Entscheidungsgrundlage sehr wesentlich. Ohne eine solche Grundlage (und ohne die Möglichkeit eines aktuellen Zugangs zum Motiv-System) ist eine Selbstregulationsstörung schon vorprogrammiert.

Kuhl (1994) nimmt an und konnte empirisch zeigen, dass Personen mit mangelndem Zugang zum eigenen Motivsystem einen „Verwechselungseffekt“ aufweisen: Sie können nicht mehr unterscheiden, ob eine Intention, die sie verfolgen, selbst-initiiert ist oder ob sie von außen auferlegt wurde. Eine Person mit mangelndem Motiv-Zugang und mangelnder Repräsentation kann damit nicht mehr entscheiden, ob eine verfolgte Handlung selbstinitiiert ist oder fremd-initiiert, also ob sie auf dem eigenen Motiv-System beruht oder auf der Übernahme fremder Aufträge, Normen usw. Personen mit hoher Alienation halten deshalb Aufträge, die sie von anderen bekommen haben, nach einiger Zeit für selbstgewählte Absichten und sie halten Normen, die sie von außen übernommen haben, für eigene Motive. Sie können somit nicht mehr selbst klären, ob sie eigenen Motiven folgen oder nicht.

Und deshalb werden auch gerade Personen mit hoher Alienation, Normen, die sie von anderen übernommen haben, *völlig für eigene, selbstgewählte Normen halten, die völlig mit eigenen Motiven etc. übereinstimmen.*

Die Aktivierung von Bedürfnissen und Motiven führt zu bestimmten Zuständen im Organismus, die diesen über diese Bedürfnisse und Motive informieren: Wenn man einen Zustand als angenehm einschätzt, dann macht sich das in einem bestimmten körperlichen Zustand bemerkbar: In Entspannung, einem angenehmen Gefühl, das vielleicht in der Brust oder im Bauch lokalisiert ist, das man *spüren* kann.

Was man spürt, ist in der Regel keine „Emotion“ im engeren Sinne wie Wut, Ärger, Freude oder Traurigkeit. „Emotionen“ im engeren Sinne gehen auf hoch komplexe und hoch implikative Verarbeitungsprozesse zurück (Kuhl, 1983a, 1983b, 1983c, 2001). Die Aktivierung, die Befriedigung oder/und insbesondere die Frustration von Bedürfnissen und Motiven führen zu *Affekten*: Affekte sind elementare Prozesse, die ohne große Verarbeitung und manchmal präkognitiv ablaufen und körperliche Empfindungen unterschiedlichster Art erzeugen, wie Anspannung, diffuses Unbehagen o. a. (Kuhl, 2001). Gendlin (1961, 1962, 1964, 1969, 1970, 1978) nennt die Affekte „felt senses", gefühlte Bedeutungen: Eine mehr oder weniger starke körperliche Empfindung, die auf etwas hindeutet, die etwas bedeutet, nämlich z. B., dass man sich in einer Situation wohlfühlt, dass diese Situation mit bestimmten Bedürfnissen und Motiven kompatibel ist (vgl. auch Sachse, 1992; Sachse & Langens, 2014).

Dieser Affekt, diese Stimmung oder „felt sense" geht zwar nicht auf kognitive Vermittlungsprozesse zurück, hat aber dennoch für den Organismus einen hohen *Informationswert*. Er informiert über das Vorhandensein von Bedürfnissen und Motiven und darüber, ob eine Situation ein Bedürfnis befriedigt oder nicht und ob eine Entscheidung mit einem Motiv kompatibel ist oder nicht. Diese „Affekte" oder „felt senses" sind somit die *Indikatoren des Motiv-Systems*: Sie informieren die Person darüber, welche Motive und Bedürfnisse vorliegen und ob eine bestimmte Situation diese Motive befriedigt oder ob sie ihnen widerspricht. Verletzt eine Situation ein Bedürfnis, dann macht sich das in *Störgefühlen* bemerkbar, in Unbehagen, in Anspannung oder anderen charakteristischen körperlich spürbaren Empfindungen.

Motive und Bedürfnisse machen sich damit für eine Person in bestimmten *Indikatoren* bemerkbar: Diese Indikatoren zeigen der Person an, was in einer Situation für sie gut ist, weil die Situation ein bestimmtes Bedürfnis der Person befriedigt. Oder sie zeigen an, dass eine bestimmte, an die Person gestellte Anforderung für die Person nicht gut ist, weil ihre Verfolgung den Zielen der Person zuwiderläuft. Die Kompatibilität einer Situation oder einer Entscheidung mit dem Motivsystem wird durch eine bestimmte *Empfindung* angezeigt, einen „felt sense", der signalisiert, dass die Situation o. k. ist oder dass die Entscheidung gut ist. Genauso wird die Inkompatibilität durch ein Störgefühl angezeigt. Diese Empfindungen sind das *affektive Informationssystem*, es sind die *Indikatoren*, an denen man ablesen kann, was die Motive oder Bedürfnisse zu aktuellen Zuständen oder zu antizipierten Zuständen „zu sagen" haben. Und dieses affektive Informationssystem ist für eine effektive Selbstregulation einer Person von entscheidender Bedeutung (Kuhl, 1983a, 1983b, 1983c, 1988, 1992, 1996, 2000, 2001).

Man muss davon ausgehen, dass es neben dem kognitiven System der Informationsverarbeitung noch ein affektives Informationsverarbeitungssystem gibt, das Situationen danach analysiert, ob diese der Person gut tun können oder nicht. Dieses System analysiert Situationen anhand von Bewertungsschemata, anhand von affektiven Schemata, die sich in der Biographie gebildet haben und die als Motive wirksam sind oder anhand von biologisch determinierten Bedürfnis-Schemata. Es sind Schemata, die angeben, was die Person will, welche Ziele sie verfolgt, mit welchen Arten von Situationen sie gute und mit welchen sie schlechte Erfahrungen gemacht hat; diese Analysen sind demnach *Bewertungen*. Bewertungen von Situationen und Zuständen als angenehm oder unangenehm, gut oder schlecht, bedürfnisbefriedigend oder nicht, potenziell schädigend oder nicht, zielführend oder nicht usw. Es handelt sich bei diesem Verarbeitungssystem damit um ein *persönliches Bewertungssystem*.

Die relevanten Schemata „interpretieren", meist in einem hoch automatisierten und unbewussten Prozess, die anstehende Situation. Das Ergebnis dieser Verarbeitung, dieser Interpretation wird dann in Form von Empfindungen oder sog. „felt senses" mitgeteilt. Diese Gefühle oder „felt senses" sind die *Indikatoren*, die dem Organismus mitteilen, ob eine Situation nach der Analyse der existierenden Schemata für den Organismus gut ist oder nicht, ob eine Aktion seinen Zielen dienlich ist oder nicht, ob der Organismus die Situation mag oder nicht usw. Diese Indikatoren sind damit wichtig für eine effektive Selbstregulation: Sie informieren den Organismus darüber, was er tun oder lassen sollte, um seinen Zustand zu verbessern bzw. nicht zu verschlechtern.

Diese Indikatoren sind somit der *Informationsoutput* des affektiven Verarbeitungssystems. Sie informieren den Organismus darüber, wie die affektiven Schemata eine Situation bewerten.

Der Organismus kann diese Indikatoren nun als Informationsquellen nutzen, er kann die Informationen kognitiv weiterverarbeiten, in seine Entscheidungen und Handlungsplanungen einbeziehen, sie also für eine effektive Selbstregulation verwenden. Dann orientiert er sich an seinen eigenen affektiven Schemata, er handelt somit im Einklang mit seinem Motiv- und Bedürfnis-System, d. h. er handelt *motivkongruent* oder, wie man auch sagen kann: *selbstkongruent.*

Er kann allerdings diese Indikatoren auch ignorieren und damit die Information des affektiven Verarbeitungssystems nicht zur Kenntnis nehmen; in diesem Falle bildet er eine Alienation aus: Er schneidet sich selbst von persönlich hoch relevanten Informationen ab. Er orientiert sich nicht mehr an eigenen Motiven, Bedürfnissen und Zielen, er „lebt" an seinen Bedürfnissen zunehmend vorbei; er entwickelt, so kann man sagen, eine Inkongruenz (Grawe, 1998). Die Selbstregulation ist damit tiefgreifend gestört, es ist, als ob ein Pilot alle Warnlampen seines Flugzeugs ignorieren würde: Er steuert geradewegs in die Katastrophe.

Um die Informationen des affektiven Verarbeitungssystems ernstnehmen und berücksichtigen zu können, muss ein Organismus die relevanten Indikatoren überhaupt *wahrnehmen*: Er muss sie beachten, seine Aufmerksamkeit darauf richten, ihnen Beachtung schenken. Und er muss die Indikatoren für *relevant* halten, er muss erkennen und anerkennen, dass sie relevante Informationsquellen sind, die man nicht ignorieren sollte. Und er muss die Indikatoren *richtig interpretieren*: Die Indikatoren des affektiven Verarbeitungssystems sind oft nicht ganz klar, enthalten Informationen indirekt, implizit, verschlüsselt. Sie müssen daher richtig interpretiert werden, damit sie auch richtig berücksichtigt werden können.

3.5.5 Emotionskontrolle

Aus Sicht der Person mit ZWA ist die Emotion „Ärger" oft zulässig: Verstoßen andere gegen „gültige Normen" oder verletzen Regeln der Person, dann ist es für die Person angemessen, sich darüber zu ärgern und auch, dem Ärger (deutlich) Ausdruck zu verleihen: Denn die anderen müssen „belehrt" und „auf Kurs gebracht" werden. Ärger wird daher von Personen mit ZWA kaum reguliert und auch nicht vermieden.

Dagegen haben Personen mit ZWA mit dem Empfinden und dem Ausdruck anderer Emotionen deutlich mehr Probleme: Freude, Stolz, Liebe, Zuneigung etc. sind problematisch, weil solche Gefühle eine Reihe von Folgen haben, die man vermeiden muss:

- Positive Gefühle führen dazu, dass man viel von sich preisgibt: Man macht deutlich, was man denkt, wie man bewertet, was man möchte etc.: Und das alles ist gefährlich, weil es ausgenutzt und gegen einen verwendet werden kann.

- Positive Gefühle offenbaren, an welchen Stellen man verletzbar, kränkbar, frustrierbar ist: Und damit macht man sich angreifbar und verletzlich.
- Positive Gefühle führen zu spontanem, undurchdachtem, unkontrolliertem Verhalten, was schnell zu einer Verletzung wichtiger Normen führen kann.

Aus diesen Gründen ist es für die Person wesentlich, *viele Gefühle zu kontrollieren*; und es ist für die Person wichtig, eine *starke und effektive Kontrolle zu etablieren*, damit sich die Gefühle nicht „irgendwann Bahn brechen“.

In der Therapie ist es möglich, Klienten eine wirkungsvolle Kontrolle problematischer Emotionen zu vermitteln (vgl. Bohus & Wolf-Arehult, 2012; Sachse & Langens, 2014; Sachse, 2014). Personen lernen Emotionskontrolle jedoch nicht nur durch einen Therapeuten, sie lernen Emotionskontrolle durch Versuch und Irrtum, Modell-Lernen und durch Vermittlung von Bezugspersonen: D. h. Personen können auch im Alltag eine sehr wirksame Emotionskontrolle lernen.

Und eine solche Emotionskontrolle kann von flexibel bis rigide variieren (vgl. Sachse & Langens, 2014):

- „Flexibel“ bedeutet, dass die Person jeweils situationsabhängig oder zielabhängig darüber entscheiden kann, ob sie eine Kontrolle einsetzt oder nicht.
- „Rigide“ bedeutet, dass sie gelernt hat, die Kontrolle immer und in jeder Situation einzusetzen: *Sie hat „über die Kontrolle selbst keine Kontrolle mehr“.*

Personen mit ZWA entwickeln nun eine *rigide Emotionskontrolle*. Dies hat zur Folge,

- dass eine Person ständig damit befasst ist festzustellen, ob eine Kontrolle notwendig ist;
- dass sie ständig damit befasst ist, die Kontrolle (rechtzeitig und richtig) durchzuführen;
- dass sie ständig damit befasst ist zu überwachen, ob die Kontrolle auch (richtig) funktioniert.

Solche Überwachungseffekte führen jedoch mit extrem hoher Wahrscheinlichkeit zu paradoxen Effekten (Sachse & Langens, 2014): Die Beschäftigung mit Kontrolle bindet Ressourcen, die dann für das Ausführen der Handlung nicht mehr zur Verfügung stehen; und die Beschäftigung mit Kontrolle interferiert (stark) mit der Ausführung konstruktiver Handlungen.

Das bedeutet: *Der starke Versuch, Kontrolle auszuüben,* ***verschlechtert*** *mit sehr hoher Wahrscheinlichkeit die Effekte des kontrollierenden Handelns.*

Dies führt dann schnell in einen Teufelskreis: Die Person will kontrollieren → dadurch misslingt die Kontrolle → die Person nimmt das Misslingen wahr → die Person verstärkt die Kontrolle → die Kontrolle misslingt noch stärker → etc.

Langens (Sachse & Langens, 2014) schreibt dazu: Die übliche Reaktion auf einen solchen Kontrollverlust und die zunehmenden unangenehmen Gedanken und Gefühle ist typischerweise: „Mehr desselben!“, also eine weitere Intensivierung mentaler Kontrolle, die jedoch – solange die Einschränkung der kognitiven Kapazität nicht aufgehoben wird – ebenfalls zum Scheitern verurteilt ist. Nicht selten geraten Menschen so in einen Teufelskreis von Kontrollverlust und verstärkten (aber erfolglosen) Kontrollversuchen, an dessen Ende ein völliges Versagen der mentalen Kontrolle von Gefühlen und Gedanken steht, das die Tür öffnet zur Flucht in kurzfristig wirksame, aber hoch kostenintensive (dysfunktionale) Strategien der Emotionsregulation („schmutziges Leiden"). Klienten, die an diesen Punkt angelangt sind, haben längst nicht mehr den Eindruck, „Herr im eigenen Haus" zu sein. Ganz im Gegenteil erleben sie sich als Opfer ihrer Gedanken, Gefühle und ihres Körpers, über die sie jede Kontrolle verloren haben und denen sie völlig mittellos ausgeliefert sind.

3.5.6 Kreativität

Für viele Berufe ist ein hohes Maß an Kreativität nötig oder hilfreich; aber auch im Alltag ist Kreativität oft nützlich.

Psychologisch bedeutet Kreativität die Fähigkeit, sich aus eingefahrenen „Denkgleisen" lösen zu können, neue Fragen zu stellen, neue Ideen zu produzieren.

Um kreativ zu sein, muss eine Person

- sich von bisherigen Denkgewohnheiten, Interpretationen, von „hergebrachtem Wissen", von Selbstverständlichkeiten, Routinen etc. lösen;
- in der Lage sein, neue Fragen zu stellen, neue Perspektiven aufzumachen, Probleme neu zu definieren, andere Schwerpunkte zu setzen etc;
- Ideen produzieren, neue Lösungen erfinden, ganz neue Wege gehen; sie muss „ungewohnt denken", „querdenken", Gedanken entwickeln, ohne sie sofort zu bewerten etc.;
- sich dabei von ihrer Intuition leiten lassen, von Affekten, von „unreifen" Ideen; sie muss „Ideen entstehen lassen", „reifen lassen";
- erst *nach* dieser „Inhalationsphase" die Ideen systematisch analysieren und bewerten und dann systematisch elaborieren (Bink & Marsh, 2000; Finke, Ward & Smith, 1992; Förster & Denzler, 2006; Förster & Friedman, 2003; Funke, 2000).

Kreativität hat sehr viel mit dem sogenannten intuitiv-holistischen Verarbeitungsmodus zu tun. Man kann zwei unterschiedliche Modi der Informationsverarbeitung unterscheiden (vgl. Bastick, 1982; Epstein, Pacini, Denes-Raj & Heier, 1996; Kuhl, 1983a, 1983b; Scheffer, 2009):

- den sequenziell-analytischen Modus,
- den intuitiv-holistischen Modus.

Im *sequenziell-analytischen Modus*

- verläuft die Verarbeitung Schritt für Schritt, wobei die einzelnen Schritte aufeinander aufbauen;
- ist die Verarbeitung kapazitätsbegrenzt: dadurch können immer nur begrenzte Mengen an Informationen gleichzeitig berücksichtigt werden;
- verläuft die Verarbeitung oft bewusst, manchmal aber auch automatisiert;
- ist die Verarbeitung zum großen Teil bewusst steuer- und kontrollierbar;
- geschieht ein großer Teil der Verarbeitung kognitiv, explizit, symbolhaft;
- erfolgt die Verarbeitung schnell und ist auf eine schnelle Handlungsorientierung ausgerichtet;

- erfolgt die Verarbeitung stark auf den konkreten Kontext bezogen;
- die produzierten Bedeutungen sind hochgradig bewusst oder repräsentierbar.

Im *intuitiv-holistischen Modus*
- verläuft die Verarbeitung parallel und „ganzheitlich";
- ist die Verarbeitung kaum kapazitätsbegrenzt: damit können sehr viele Informationen und damit auch sehr komplexe Informationen gleichzeitig berücksichtigt werden;
- verläuft die Verarbeitung größtenteils automatisiert und nicht bewusst;
- ist die Verarbeitung zum größten Teil nicht steuer- oder kontrollierbar (oft beeinträchtigt sogar der Versuch, den Prozess zu steuern oder zu kontrollieren den Modus eher stark);
- geschieht nur ein kleiner Teil der Verarbeitungen kognitiv; Kodierung erfolgt zum großen Teil bildhaft oder „sensumotorisch";
- erfolgt die Verarbeitung langsam und ist *nicht* auf schnelle Aktionen ausgerichtet;
- erfolgt die Verarbeitung stark kontext-übergreifend;
- die produzierten Bedeutungen sind wenig bewusst und nur schwer repräsentierbar.

Der sequenziell-analytische Modus
- ist relativ genau und präzise,
- ist der Person hochgradig bewusst,
- ist von der Person relativ gut kontrollierbar.

Für bestimmte Arten von Problemen ist er sehr gut geeignet: Für Probleme, die nicht sehr komplex sind, die sich gut in Einzelprobleme zerlegen lassen und deren Lösung stark auf (kognitiven) Wissensbeständen basiert.

Der intuitiv-holistische Modus ist dagegen
- eher etwas unpräzise,
- ist der Person über weite Strecken kaum/nicht bewusst,
- lässt sich von der Person kaum kontrollieren.

Für bestimmte Aufgaben ist dieser Modus jedoch extrem hilfreich bzw. unverzichtbar:
- Bei Aufgaben, die hoch komplex sind und die parallele Verarbeitung komplexer Information erfordern.
- Bei Aufgaben, deren Komplexität sich nicht „zerlegen" lässt.
- Bei Aufgaben, bei denen starke persönliche Anteile wesentlich sind, z. B. bei persönlichen Entscheidungen.
- Bei Aufgaben, die eine neue, kreative, innovative Lösung erfordern.

Der Prozess der Kreativität erfordert einen intuitiv-holistischen Modus, da in diesem
- vorgegebene Wege verlassen werden,
- stark kognitive Annahmen und Voreingenommenheiten ausgeblendet werden,
- sehr komplexe Verarbeitungen stattfinden können,
- ganz neue Assoziationen entstehen können,
- Assoziation aus ganz „entfernten" Gebieten gebildet werden können.

Für eine Person ist es nicht leicht, einen intuitiv-holistischen Modus herzustellen:

- Die Person muss sich den Prozess vornehmen, ihn ausführen wollen.
- Die Person muss ihn intentional starten.
- Und dann „machen lassen“: Sie darf *nicht* versuchen, ihn zu kontrollieren, sie darf *nicht* anfangen zu analysieren etc.; sie muss ihren Prozessen vertrauen und sie „abschotten“; ansonsten läuft der Prozess „autonom“.

Und hier wird sofort evident, wo das Problem bei Personen mit ZWA liegt: Der intuitive Modus bedeutet,

- dass die Person Kontrolle fast völlig abgibt;
- dass die Person sich fast völlig einem Prozess überlässt, von dem sie nicht weiß, wohin er führen wird;
- dass die Person eine Zeit lang eine hohe Ambiguität und Unsicherheit aushalten muss;
- dass die Person sich u. U. Neuem, Unerwartetem stellen muss, dass aber auch Altes stark in Frage stellen kann.

Und alle diese Punkte sind für ZWA extrem schwierig: Man muss daher erwarten, dass ZWA sich kaum auf einen intuitiv-holistischen Prozess einlassen können und allem, was mit Kreativität, also mit Neuem, Ungewohntem, Abweichendem zu tun hat, eher (sehr) skeptisch gegenüberstehen. Daher sollte Kreativität bei Personen mit ZWA nicht stark ausgeprägt sein.

Dagegen haben Personen mit ZWA mit dem sequenziell-analytischen Modus meist keine Probleme: Und damit können sie auch alle Arten von Problemen, die sich in diesem Modus gut bearbeiten lassen, gut lösen und bewältigen: Probleme, die man Schritt für Schritt analysieren kann, Probleme, für die man (viel) Wissen benötigt etc. Diese Bereiche sind praktisch die Domäne der ZWA.

Erfordert es ein Problem jedoch, dass man hoch komplexe Probleme bearbeitet, neue und innovative Lösungen entwickelt, dass man „querdenken“ kann, dass man gängige Annahmen in Frage stellt etc., dann bekommen Personen mit ZWA (große) Probleme: An solchen Arten von Aufgaben scheitern sie bzw. solche Arten von Aufgaben meiden sie (wenn sie können).

3.5.7 Ressourcen

Das bedeutet jedoch keineswegs, dass die ZWA keinerlei Ressourcen impliziert: Ganz im Gegenteil!

Die Charakteristika, die Personen mit ZWA aufweisen, machen sie für bestimmte Arten von Aufgaben extrem gut geeignet:

- Für alle Aufgaben, die mit (hoher) Genauigkeit und Präzision zu tun haben, bei denen man sich praktisch keine Fehler leisten darf.
- Für alle Aufgaben, bei denen es auf Details ankommt: Bei denen es wichtig ist, dass man Details Aufmerksamkeit schenkt und kein Detail übersieht.
- Bei allen Aufgaben, bei denen es um das Befolgen von Regeln, Vorschriften etc. geht; bei denen es wichtig ist, nicht von Vorschriften abzuweichen.

- Bei allen Aufgaben, bei denen Routine eine große Rolle spielt: Bei denen Abläufe immer gleich sind und gleich sein müssen und man dennoch genau und aufmerksam bleiben muss.

3.5.8 Der zwanghafte Stil

Man geht heute davon aus, dass „Persönlichkeitsstörungen" kein Alles-oder-Nichts-Phänomen sind, sondern dass sie ein Kontinuum bilden, das von einem leichten Stil bis zu einer schweren Störung reicht. Und das gilt natürlich auch für die ZWA: Als schwere Störung ist die ZWA äußerst kostenintensiv und wirkt sich stark negativ auf praktisch alle Aspekte der Lebensqualität aus.

Als Stil weisen die Personen Aspekte der ZWA in relativ leichten Ausprägungen auf: Eine hohe Normorientierung, Neigung zu Kontrolle, Konzentration auf Details, relativ wenig Spontanität etc.

Wie jeder Stil, so erzeugt auch dieser Stil für die Person schon Kosten; er kann jedoch auch eine Ressource darstellen, wenn die Person ihn richtig einsetzt: Arbeitet sie z. B. an einer Arbeitsstelle, bei der es auf Genauigkeit, auf die Prüfung von Details, auf das Einhalten von Regeln etc. ankommt, kann die Person diese Position ideal besetzen! Möglicherweise erfüllt sie in idealer Weise das Anforderungsprofil der Stelle; und sie kann dann u. U. ihr Leben auch so einrichten, dass insgesamt die Gewinne größer sind als die Kosten. Auch hier gilt:

> Die Schemata und Strategien sind nicht an sich das Problem: Das Problem ist die Dosierung!

Kann die Person einen Lebenskontext finden oder schaffen, in dem ihre Strukturen mehr Gewinne als Kosten erzeugen, sind die Strukturen auch kein Problem: Wird der Stil jedoch ausgeprägt, dann ist es wahrscheinlich, dass er irgendwann mehr Kosten als Gewinne erzeugt und dann wird er zur Störung.

3.5.9 Kosten und Therapiegründe

Wie ausgeführt, so nehmen Klienten Kosten meist nur diffus wahr: Das Gefühl von Einengung, das Gefühl von Anstrengung, das Gefühl mangelnder Freude, das Gefühl beeinträchtigter Lebensqualität. Das alles ist meist nicht sehr salient, aber es ist vorhanden.

Oft nehmen die Klienten die Kosten ihres Systems auch im Vergleich zu anderen wahr: Andere erzählen, dass sie mit ihrer Partnerin spontan nach Paris gefahren sind und Spaß hatten; sie selbst haben das noch nie getan und könnten das auch nicht.

Andere regen sich über viele Dinge nicht auf, sind locker und entspannt: Und die Klienten sehen, dass ihnen das nicht gelingt.

Die Klienten nehmen auch wahr, dass sie von Arbeitskollegen wegen ihrer Genauigkeit, „Kleinkariertheit" etc. kritisiert und z. T. abgelehnt werden: Und obwohl sie versuchen, „sich die Kosten schönzureden", ist ihnen das nicht wirklich gleichgültig.

3.5.10 *Die Unterscheidung von zwanghafter Persönlichkeitsstörung und Zwangsstörung*

Wir möchten hier noch die zwanghafte Persönlichkeitsstörung (ZWA) von der Zwangsstörung (ZS) abgrenzen.

Wie schon ausgeführt wurde, sind die Komorbiditäten „asymmetrisch": Personen mit ZS weisen mit erhöhter Wahrscheinlichkeit auch eine ZWA auf, Personen mit ZWA aber *nicht* mit erhöhter Wahrscheinlichkeit eine ZS. Eine Zwangsstörung ist eine Störung, bei der die Person damit beschäftigt ist, mögliches zukünftiges Unglück von sich und anderen abzuwenden: Ein Gedanke drängt sich der Person auf und erzeugt den Drang, den bedrohlichen Gedanken selbst und die mit ihm antizipierte Befürchtung abzuwenden (Salkovskis, 1985, 1988, 1989; Salkovskis, Ertle & Kirk, 2009).

Die zentralen Merkmale des Zwangssyndroms sind:

- Vermeidung von Objekten oder Situationen, die Zwangsgedanken auslösen könnten;
- Intrusionen = aufdringliche Gedanken, Vorstellungen oder Impulse;
- dysfunktionale Bewertung oder Interpretation des intrusiven Inhalts;
- Unbehagen und Angst;
- Neutralisieren.

Die Personen mit ZWA spüren ebenfalls einen starken inneren Drang, bestimmte Dinge zu tun, und sie können auch Angst empfinden, wenn sie es nicht tun oder wenn sie „verbotene" Dinge tun; und sie können auch die Befürchtung haben, anderen zu schaden. Dennoch gibt es zwischen ZWA und ZS charakteristische Unterschiede:

- Der gravierendste Unterschied ist die Ich-Syntonie: Personen mit ZWA erleben die Störung *hoch ich-synton*; Personen mit ZS erleben dagegen die Störung *hoch ich-dyston*: Sie empfinden die Symptome als unsinnig, fremd, stark belastend und in gar keiner Weise zu sich gehörig.
- Intrusionen bei ZS hängen nicht mit Motiven, Zielen oder Bedürfnissen zusammen; sie entstehen unabhängig vom Deprivationsniveau der Person. Intrusionen bei ZWA kommen durch mangelnde Motiv- und Bedürfnisbefriedigungen zustande.
- Personen mit ZS geht es nicht um die Erfüllung von Normen, um Ordnung oder Perfektion; Personen mit ZWA weisen keine Zwangsgedanken oder Zwangshandlungen auf.
- Die ZS ist, gemessen an der Gesamtpersönlichkeit, eher eine isolierte Störung, allerdings eine, die weitreichende persönliche Kosten erzeugt; die ZWA ist eine generalisierte Störung, die viele Bereiche der Person betrifft: Sie bestimmt die Arbeit, die Freizeit, sie bestimmt sehr stark die Beziehungen, die Emotion, das Denken und Handeln.

3.5.11 *Komorbidität mit Narzissmus*

Es ist aus unserer Erfahrung nicht selten, dass Personen mit einem erfolgreichen Narzissmus (NAR) eine komorbide zwanghafte Persönlichkeitsstörung aufweisen: Diese ist in aller Regel dann schwächer als die NAR und sie kann von einem zwanghaften Stil bis zu einer zwanghaften Störung rangieren. Ein komorbider zwanghafter Stil ist oft noch nicht das Problem, eine komorbide ZWA ist es aber meist: Die beiden Störungen, NAR und ZWA, sind nämlich nicht kompatibel, sondern konflikthaft. Und damit steht sich die Person, die eine solche Komorbidität aufweist, (stark) „selbst im Weg". Die auftretenden Widersprüche listet Tabelle 1 auf.

Tabelle 1: Vergleich von narzisstischer und zwanghafter Persönlichkeitsstörung

Domäne	NAR	ZWA
Entwürfe	macht große Entwürfe	hat wenig große Entwürfe
Details	kümmert sich wenig um Details	kümmert sich stark um Details
Delegation	kann gut delegieren	kann schlecht delegieren
Kontrolle	übt wenig Kontrolle aus	übt viel Kontrolle aus
Kreativität	ist oft hoch kreativ und innovativ	ist wenig kreativ und innovativ
Risiken	geht Risiken ein	vermeidet Risiken
Entscheidungen	trifft schnelle Entscheidungen	hat Probleme mit Entscheidungen
Handlungs-/ Lageorientierung	ist hoch handlungsorientiert	ist hoch lageorientiert
Flexibilität	ist meist hoch flexibel	ist meist wenig flexibel
Regeln	handhabt Regeln flexibel, übergeht notfalls Regeln	hält Regeln exakt ein
Alienation	eher geringe Alienation	hohe Alienation
Hedonismus	eher hoher Hedonismus	sehr geringer Hedonismus

Eine Person mit starker NAR-Störung und einer ZWA-Komorbidität kann u. U.:

- erfolgreich sein wollen, sich jedoch durch „Kleben an Details", Kleben an Regeln, mangelnde Kreativität selbst stark behindern;
- eine Führungsrolle ausfüllen wollen, sich aber durch mangelnde Fähigkeit zur Delegation, mangelndes Charisma, mangelnde Fähigkeit, andere zu beeindrucken etc. selbst sabotieren;
- ein neues Projekt starten wollen, jedoch nichts wirklich Neues zuwege bringen und sich in allen Ideen verzetteln;
- Management-Aufgaben übernehmen wollen, jedoch unfähig sein, unter Risiko-Bedingungen Entscheidungen zu treffen: sie zögert zu lange, sammelt zu viel Informationen, ist nicht risikobereit genug;

- etwas Innovatives machen wollen, traut sich aber nicht, den „mainstream“ zu verlassen, aus Angst, nicht mehr akzeptiert zu werden.

Eine Komorbidität einer starken narzisstischen und (schwächeren, aber auch noch relativ starken) zwanghaften Störung kann sich für eine Person als (massive) Behinderung erweisen: Die narzisstischen Projekte werden praktisch ständig durch die zwanghaften Komponenten sabotiert.

Andererseits kann der ZWA auch die NAR-Verarbeitungen beeinflussen: Der zwanghafte Anteil glaubt ja, dass die Annahmen und Sichtweisen der Person richtig, ja die einzig richtigen sind und eigentlich für alle gelten sollten: Eine solche Annahme passt recht gut in eine NAR-Struktur: Und so denkt der (nicht besonders kreative und innovative) Narzisst, dass er allein „die Wahrheit“ besitzt und dass alle seine Sichtweisen übernehmen sollten/müssten; er hält diese Sichtweise dann oft für „ganz natürlich und zwingend“. Damit ist er kein Anhänger von Pluralität: Pluralität ist unsinnig, da die wirklich wichtigen Dinge ja „offensichtlich“ sind; Personen mit solcher Einstellung reden zwar oft von „Demokratie“, halten aber nicht wirklich viel davon: „Demokratie ist, wenn alle tun, was ich für richtig halte.“

4 Therapie

4.1 Allgemeine Grundhaltungen des Therapeuten

4.1.1 Geduld

Therapeuten brauchen auch bei Klienten mit ZWA *viel Geduld*: Wenn sich etwas ändert, dann ändert es sich langsam, Schrittchen für Schrittchen. Also sollte ein Therapeut den Klienten *auf keinen Fall unter Druck setzen*, er sollte nur Dinge deutlich machen, aber immer dem Klienten die Entscheidung und das Tempo überlassen.

Da die Klienten hochgradig autonomie-motiviert sind, sind sie auch hochgradig reaktanz-empfindlich: Daher gibt ein Therapeut dem Klienten ganz viel Kontrolle, vor allem in der Phase des Beziehungsaufbaus. Er macht Vorschläge, gibt Anregungen, macht auf Aspekte aufmerksam, aber nie sagt er dem Klienten, was er tun soll. Der Therapeut macht immer deutlich: Letztlich entscheiden immer sie, der Klient; wenn sie etwas ändern wollen, ist das gut; falls nicht, ist das aber auch o. k. Der Klient muss nie etwas für den Therapeuten tun und der Therapeut sollte nie etwas *für* den Klienten wollen.

Und Therapeuten sollten sich auch nicht an „Erfolgskriterien" orientieren und denken, dass sie unbedingt „etwas bewegen müssen": Eine solche Haltung führt bei Therapeuten sehr schnell dazu, sich selbst und den Klienten unter Druck zu setzen. Vielmehr sollten Therapeuten versuchen, „im Prozess ihr Bestes zu tun": Wenn es etwas bewirkt, dann ist dies gut, wenn nicht, ist das auch o. k.

> Es ist wichtig zu sehen: Man kann eine gute Therapie machen, *man kann als Therapeut „straight" sein, an der Kante des Möglichen arbeiten*, dem Klienten immer wieder Angebote machen; man kann an Vermeidung arbeiten und versuchen, den Klienten zu motivieren. Man kann aber nie über die „Kante des Möglichen", die allein der Klient bestimmt, hinausgehen: Man kann (darüber hinaus) Therapie *nicht „forcieren"*. Der Klient bestimmt, wie schnell die Prozesse ablaufen, egal wie dringend die Probleme auch sein mögen, egal, wie viel Druck der Klient macht, der Chefarzt macht oder wer auch immer: *Die Therapie zu forcieren bedeutet immer, Therapieprozesse zu verschlechtern.*
>
> Es ist äußerst wichtig, den Klienten zunächst da abzuholen, wo er ist, ihn zu verstehen, ihn zu akzeptieren und zu respektieren; und dann sollte ein Therapeut Schritt für Schritt Compliance schaffen.

4.1.2 Akzeptanz

Therapeuten müssen von ihren eigenen Schemata her die Strukturen der Klienten auch akzeptieren können: Die Rigidität, die Unspontanität, die „Rechthaberei" und auch das u. U. Missionarische der Klienten. Können sie das nicht, sollten sie u. E. nicht mit zwanghaften Klienten arbeiten.

Es ist wichtig, dass Therapeuten die Klienten hochgradig akzeptieren und wertschätzen: Der Therapeut muss dem Klienten viel Respekt entgegenbringen, darf aber dennoch die Annahmen und Konstruktionen des Klienten nicht bestätigen, darf sich vom Klienten nicht funktionalisieren lassen.

Hier sind aus unserer Sicht Selbsterfahrungsaspekte (auch in der Supervision) sehr wesentlich: Der Therapeut sollte sehr genau prüfen, ob er den Klienten wirklich akzeptieren, sich auf den Klienten einstellen kann. Falls der Klient ihn „triggert", sollte er die Therapie gar nicht erst übernehmen! Er könnte sich ansonsten in eine wandelnde Kontraindikation verwandeln!

4.1.3 Die Normen nicht diskutieren

Ein Therapeut sollte sich immer klar machen, dass ein Klient nicht Normen hat, weil er deren Inhalte überzeugend findet; die Inhalte sind im Grunde irrelevant: Es geht darum, dass der Klient Normen hat, um sich vor Bedrohungen zu schützen; die Normen dienen dem *Angst-Schutz*!

Daher haben die Normen keine inhaltliche Funktion, sie haben eine Beziehungsfunktion und eine intra-psychische Regulationsfunktion! Und daher kann ein Therapeut dem Klienten die Normen auch nicht einfach nehmen: Der Klient wird sie sich nicht nehmen lassen!

Aus diesem Grund ist es komplett irrelevant und unsinnig, mit dem Klienten Normen inhaltlich disputieren zu wollen: *Es geht nicht um Inhalte*!

Da die Normen einen zentralen Angstschutz darstellen, wird der Klient jeden Versuch, gegen die Normen „anzugehen", als Angriff auffassen und als Bedrohung: Der Klient wird daher die Normen vehement verteidigen: *Nicht*, weil er die Inhalte für sinnvoll hält, sondern weil er ihre psychologische Funktion braucht! Daher sollte ein Therapeut niemals mit einem ZWA Normen diskutieren!

Der Therapeut sollte sich nie auf Diskussionen mit dem Klienten einlassen, auf keinen Fall sollte er über die Richtigkeit, Angemessenheit oder Notwendigkeit von Normen diskutieren! Der Therapeut sollte auch auf keinen Fall den Klienten von anderen Ansichten überzeugen wollen: Therapie ist keine Philosophie- oder Ethik-Stunde, kein Debattierclub und kein Meinungsaustausch. Der Therapeut sollte sich deshalb sehr strikt an therapeutische Regeln halten. Auch das ist oft aber eine Gradwanderung, die schwierig ist und vom Therapeuten „Fingerspitzengefühl" verlangt.

Im Kapitel 4.7 wird noch ausführlicher auf einen therapeutisch funktionalen Umgang mit Normen eingegangen.

4.1.4 Empathie und Widerspruchsermöglichung

Ein Therapeut muss einem ZWA-Klienten gegenüber ein sehr hohes Maß an Empathie aufbringen können: Er muss den Klienten verstehen können, sein Denken und seine internalen Determinanten rekonstruieren können: Er muss verstehen, warum ein Klient so handelt, wie er handelt: Nur dann erhält er Zugang zum Klienten.

Und er muss seine Empathie *kommunizieren* können, dem Klienten vermitteln, dass er den Klienten versteht.

Er sollte auch deutlich machen,

- dass er, der Therapeut, nichts für den Klienten will: Der Klient muss sich nicht für den Therapeuten ändern; wenn der Klient so bleiben will, wie er ist, ist das aus Sicht des Therapeuten völlig in Ordnung;
- dass er, der Therapeut, jedoch dem Klienten ein Angebot macht zu schauen, ob der Klient nicht etwas ändern möchte: Ob er irgendetwas betrachten, reflektieren, durchdenken will; und der Therapeut kann auch den Klienten auf Aspekte aufmerksam machen;
- dass aber letztlich immer der Klient entscheidet, was er bearbeiten, anschauen, klären und letztlich verändern will.

4.1.5 Innenperspektive des Klienten

Aus der Perspektive des Klienten heraus, das sollte einem Therapeuten klar sein, ist das System des Klienten *schlüssig und folgerichtig*: Man muss den Normen folgen, ansonsten wird es gefährlich; man weiß zwar nicht genau warum, man weiß aber sicher, dass es so ist. Und man weiß auch, dass die Normerfüllung hohe Kosten erzeugt: Das ist aber nicht zu ändern, denn alle Alternativen erscheinen als noch schlimmer.

Also nimmt man die Kosten in Kauf und „rechnet sie sich schön“: „Sie sind nicht so schlimm“, „man kann sie schon aushalten“, „man bekommt ja auch etwas dafür“ etc.

Der Klient befindet sich praktisch in seiner eigenen Welt mit seinem eigenen „Normen-GPS“ und ist kaum motiviert, sich mit anderen Argumenten auseinanderzusetzen, die Perspektive zu wechseln etc.: Denn dazu gibt es erstens keinen erkennbaren Grund, und zweitens kann das gefährlich sein.

Und damit wird das erste therapeutische Problem deutlich: Der Therapeut hat ganz große Probleme, „an den Klienten anzudocken“, „den Klienten zu erreichen“, „zu dem Klienten vorzudringen“ oder wie man es auch immer bezeichnen will.

Der Klient hält seine Konstruktion nicht nur für die Realität, *sondern für eine nicht-antastbare Realität*: Er will seine Perspektive nicht wechseln und er will keine internale Perspektive einnehmen: Vor allem will er nicht erkennen, dass die Konstruktion etwas mit ihm selbst zu tun hat.

Das Misstrauen, das er aufgrund seiner Schemata dem Therapeuten gegenüber hat, macht es nicht leichter, sich auf solche Prozesse einzulassen.

Damit wird aber klar:
- Ein Therapeut kann *nichts* erzwingen oder forcieren.
- Ein Therapeut kommt nicht durch Druck, durch Argumente, durch „Strategien" etc. durch die Wand durch.
- Ein Therapeut muss als erstes eine tragfähige Beziehung und Vertrauen aufbauen.
- Ein Therapeut muss da ansetzen, wo der Klient schon selbst Probleme, Diskrepanzen, Unzufriedenheit o. Ä. erkennen lässt.

4.1.6 Umgang mit Verantwortung

Wenn man das psychologische Konzept „Verantwortung" oder „Verantwortungsübernahme" näher anschaut, dann wird klar, dass man Verantwortung übernimmt, wenn man
- aus eigenen Entscheidungen heraus oder eigenen Intentionen heraus handelt
  und
- wenn man sich selbst als die Quelle des Handelns wahrnimmt
  und
- wenn man bereit ist, für sein Handeln und die daraus resultierenden Effekte die Konsequenzen auf sich zu nehmen (deCharms, 1968).

Man übernimmt aber *keine* Verantwortung,
- wenn man annimmt, dass man aufgrund von Regeln, Vorschriften, Normen etc. handelt, „für die man nichts kann"
  oder
- wenn man die Effekte des Handelns anderen Ursachen als dem Selbst zuschreibt.

Personen mit ZWA behaupten in hohem Maße, viel Verantwortung zu übernehmen, tatsächlich tun sie das aber *gar nicht*: *Denn sie schreiben ihre Handlungen in hohem Maße Normen, Regeln, Vorschriften etc. zu, für die sie gar nicht verantwortlich sind.*

Im Grunde kann man sogar sagen, dass es eine wesentliche Funktion der Normorientierung ist, für die entstehenden Effekte *keine* Verantwortung übernehmen zu müssen! Man wäre nur dann verantwortlich, wenn man eigene Entscheidungen treffen würde, z. B. indem man sich entscheiden würde, *gegen* die Normen zu handeln. Aber genau das tut man *nicht*.

Damit gehört die Aussage „ich übernehme in hohem Maße Verantwortung" zu einem *Image*. Ein ZWA will in hohem Maße die Verantwortung für eigene Entscheidungen nicht treffen. Dies ist ein wichtiger Aspekt der Störungsfunktionalität, den man sich als Therapeut klar machen sollte. Es empfiehlt sich aber auf keinen Fall eine (frühe) Konfrontation mit dem Eindruck, dass der Klient keine Verantwortung übernimmt, denn das würde den Aufbau einer vertrauensvollen Beziehung stark behindern und könnte bereits aufgebauten Beziehungskredit sogar schlagartig abbuchen. Es ist davon auszugehen, dass zwanghafte Personen sich ihr Image der hohen Verantwortungsorientierung *selbst glauben* (und somit eine Selbsttäuschung (Sachse, 2014) realisieren) und eben diese Überzeugung trotz hoher Mühen und Kosten ihres Systems aufrecht erhalten.

Zwar ist in den meisten Fällen nicht davon auszugehen, dass entsprechende therapeutische Konfrontationen zu einem frühen Zeitpunkt der Behandlung den Klienten überhaupt erreichen sollten, aber es erscheint auch keine gute Idee, an eben diesem Ast zu sägen.

4.1.7 Vermeidung und Manipulation

Um sich nicht auf Perspektivwechsel und ein Hinterfragen von Annahmen einlassen zu müssen, realisiert der Klient ein hohes Ausmaß an Vermeidung: Und wie Klienten mit einer dependenten Persönlichkeitsstörung verwendet er auch manipulative Strategien zur Vermeidung.

Der Klient „versteckt" sich hinter Normen und „allgemeingültigen Regeln" und hinter „Realitätskonstruktionen als Realität":

- „Das muss man doch so machen."
- „Das machen doch alle so."
- „So sind die Vorschriften."
- „So ist einfach die Realität". Etc.

> Der Klient verlagert damit ein genuin auf der Beziehungsebene lokalisiertes Problem auf eine reine Inhaltsebene.

Geht ein Therapeut auch nur ansatzweise darauf ein, ist er sofort inhaltlich paralysiert.

Der Klient argumentiert, dass er „gründlich" sein muss, „um andere nicht zu gefährden" – und natürlich kann man nicht diskutieren, ob er jemanden gefährden soll.

Und wenn ein Therapeut mit Wahrscheinlichkeiten argumentiert, z. B.: „Es ist extrem unwahrscheinlich, dass dies jemanden gefährdet", sagt der Klient: „Selbst wenn ich einen von einer Million gefährden würde, wäre das schon einer zu viel!" Und dann ist der Therapeut versucht, sich auf eine Moral-Debatte einzulassen, die er nicht gewinnen kann.

Und solange der Klient sich als Moralist aufbaut, kann er sich nicht nur sicher, sondern auch *überlegen und unangreifbar* fühlen: Öffnet man dem Klienten ein solches Moral-Feld, dann tobt sich der Klient dort aus! Dadurch wird der Klient in seinen Annahmen *bestätigt* und nicht im Mindesten in Frage gestellt.

Aus allem, was wir ausgeführt haben, folgen therapeutische Regeln für die Anfangsphase der Therapie:

- Ein Therapeut sollte in extrem hohem Maße *Beziehungsgestaltung* realisieren: Empathie, Akzeptanz, komplementäre Beziehungsgestaltung.
- Ein Therapeut sollte den Klienten auf keinen Fall unter Druck setzen: Nichts vom Klienten wollen, Geduld haben, keine Strategien anwenden.
- Ein Therapeut sollte nicht mit dem Klienten diskutieren, nicht inhaltlich argumentieren etc. Und sich vom Klienten auch nicht verleiten lassen, solche Diskussionen zu führen!
- Ein Therapeut sollte versuchen, den Klienten zu verstehen und sein Verstehen zu kommunizieren: Er sollte dem Klienten auch deutlich machen, dass es ihm *wichtig* ist, den *Klienten* zu verstehen, nicht Normen, „die Gesellschaft" etc. Er will verstehen, wie der *Klient* es sieht, was dem *Klienten* wichtig ist (weil ihm *der Klient* wichtig ist).

Der Therapeut sollte sich klar machen, dass die Kante des Möglichen schnell erreicht ist: Der Klient kann sich schnell in Frage gestellt fühlen und bedroht fühlen.

Bevor nun auf einzelne Therapiephasen detaillierter eingegangen wird, soll an dieser Stelle das Fallbeispiel einer Klientin mit zwanghafter Persönlichkeitsstörung angerissen werden. Im Folgenden können therapeutische Ansatzpunkte am Beispiel von Frau N. exemplarisch illustriert werden; weitere exemplarische Aspekte des Therapieverlaufs folgen in den nächsten Kapiteln.

Fallbeispiel Frau N.

Frau N. beschreibt sich als tief religiösen Menschen mit klaren Wertvorstellungen und Normen. Eigentlich sei sie immer zufrieden mit ihrem Leben gewesen. Anlass für die Inanspruchnahme einer ambulanten Psychotherapie sei jedoch ihre akute Unzufriedenheit darüber, einen wichtigen persönlichen Grundsatz gebrochen zu haben, nämlich die absolute Gewaltfreiheit anderen Menschen gegenüber. Sie arbeitet in einem Wohnheim für geistig behinderte Menschen. In einer turbulenten Situation im Wohnheim sei sie alleine mit einem behinderten Bewohner gewesen, der ihr gegenüber erstmals körperlich übergriffig wurde. Als dieser auch nach mehrfacher Aufforderung nicht von ihr habe ablassen wollen, kein Kollege ihr zur Hilfe kam und der Bewohner klare Zeichen sexueller Erregung zeigte, habe sie sich nicht mehr anders zu helfen gewusst und diesem schließlich aus Angst eine Ohrfeige gegeben. Für diesen „Kontrollverlust“ schäme sie sich sehr. So etwas sei inakzeptabel, dürfe nie wieder vorkommen und sie wolle nun an sich arbeiten.

Im Therapiesetting macht Frau N. einen emotional sehr kontrollierten und distanzierten Eindruck und ist um korrekte, detaillierte Schilderungen bemüht. Sie ist stets freundlich, erscheint überpünktlich zu den Sitzungen und verpasst, selbst wenn sie krank ist, nie einen Termin.

Frau N. berichtet, die meisten ihrer Wertvorstellungen und Lebensregeln von ihren Eltern übernommen zu haben. Diese habe sie bereits als Kind für ihre „Festigkeit im Glauben“ und altruistischen Prinzipien bewundert und nehme sie als Vorbild für die eigene Lebensführung. Wichtig sei insbesondere die Aufopferung für andere, besonders solche, die schlechter dran seien als man selbst. Diesen müsse man uneingeschränkt helfen. Diese Pflicht zur aktiven Nächstenliebe verstehe sich von selbst. Neben Altruismus und bedingungsloser Gewaltfreiheit sei es für sie außerdem zentral, dass ihr Handeln, beruflich wie privat, stets eine nachhaltige Sinnhaftigkeit ergebe und anderen nütze. Man dürfe seine Zeit nicht verschwenden, müsse sich deswegen auch in der Freizeit sozial betätigen, der Familie helfen etc. Sie könne ein Leben nach dem „Spaßprinzip“ nicht verstehen.

Sie sehe ihre verinnerlichten Lebensprinzipien als absolut richtig und alternativlos und finde, dass es eigentlich selbstverständlich sein müsse, so zu leben. Ein bisschen mache es sie aber auch stolz, dass es ihr in der Regel gelänge, sich über „persönliche Befindlichkeiten und Unannehmlichkeiten“ hinweg zu setzen und „das Richtige“ zu tun.

4.2 Therapiephasen

Phase 1 dient dem Beziehungsaufbau: Alles, was darüber hinaus möglich ist, kann, muss aber nicht getan werden. Komplementäre Beziehungsgestaltung ist von zentraler Bedeutung: Klärung kann bis an die Kante des Möglichen versucht werden. Explizierungen von Beziehungsmotiven ist möglich, jedoch können Klienten manchmal die Explizierungen nicht nachvollziehen oder nicht akzeptieren.

In *Phase 2* kann wieder mit einer vorsichtigen Klärung/Explizierung relevanter Schemata begonnen werden, bevor ein Therapeut versucht, mit vorsichtigen Konfrontationen zu beginnen. Oft ist eine biographische Arbeit hilfreich, damit der Klient erkennt, welchen Bedingungen er ausgesetzt war und welche Schemata und Lösungen er deshalb entwickeln musste. Aber auch dies ist oft schwierig, da ZWA manchmal eine, wie wir es nennen, „Goldene-Kindheit-Ideologie" präsentieren: Die Eltern waren toll, haben alles für die Kinder getan, man hatte eine glückliche Kindheit. Damit vermeiden die Klienten dann stark, sich mit ihrer Biographie auseinanderzusetzen.

Ziel der Phase ist eine Problemdefinition und eine zumindest ansatzweise Änderungsmotivation: In dieser Phase entscheidet sich dann, ob Klienten therapeutisch mitarbeiten oder nicht: *Gelingt es nicht, die Störung zumindest ansatzweise ich-dyston zu machen, machen weitere therapeutische Strategien in der Regel keinen Sinn* (zumindest keine, die eine Veränderung der Problemdefinition zum Ziel haben; da viele andere Probleme aber funktional eng mit der ZWA zusammenhängen, lassen sie sich oft aber auch nicht isoliert bearbeiten: Ohne die grundlegenden Schemata zu bearbeiten kann man oft gar nichts bearbeiten.).

In *Phase 3* kann dann verstärkt geklärt werden und Therapeuten können auch vorsichtige Konfrontationen fortsetzen: Ziel ist es, Schemata, sowohl dysfunktionale als auch kompensatorische, zumindest so weit herauszuarbeiten, dass man sie bearbeiten kann. Ist es in Phase 2 gelungen, ein gewisses Ausmaß an Änderungsmotivation zu entwickeln, dann ist es meist auch möglich, Schema-Aspekte zu klären.

In *Phase 4* kann man dann Schema-Aspekte oft zumindest so weit therapeutisch bearbeiten, dass eine „Entspannung" des Systems erreicht wird: Die Klienten können etwas flexibler werden, sich von ihren Normen etwas distanzieren, spontaner reagieren, sich ein Stück weit aus der „Zwangsjacke" befreien.

4.3 Beziehungsgestaltung

4.3.1 Empathie und Akzeptanz

Empathie und Akzeptanz sind die wesentlichen Aspekte einer Beziehungsgestaltung gegenüber Klienten mit ZWA.

Empathie bedeutet, dass ein Therapeut rekonstruiert, was ein Klient meint, dass er langsam erkennt, welche Annahmen ein Klient macht, welche Schemata er hat und wie er infolgedessen denkt, interpretiert, die Realität konstruiert. Der Therapeut versteht auch, dass ein Klient vermeidet und versteht auch langsam, was und warum ein Klient vermeidet. Empathie bedeutet, dass „innere Bezugssystem“ zu verstehen und ein Modell davon zu bilden, wie der Klient psychologisch „funktioniert“.

Interaktionell bedeutet Empathie, dass der Therapeut das Verstandene so kommunizieren kann, dass der Klient sich *verstanden fühlt*, und den Eindruck hat, *der Therapeut kann wesentliche Aspekte seines Denkens nachvollziehen*.

In der Arbeit mit ZWA sollte der Therapeut immer berücksichtigen, dass ZWA eine empathische Aussage schon als Konfrontation erleben können: So können Klienten mit zwanghafter Persönlichkeitsstörung schon die Verbalisierung von „Problemen“ oder „Ängsten“ als „zu weitgehend“ empfinden und dann ihre Aussage „zurücknehmen“. Daher sollte der Therapeut immer erwägen, wo die augenblickliche „Kante des Möglichen“ ist und diese zwar erreichen, aber sie nicht überschreiten.

Dies kann ein ausgesprochener Balance-Akt sein: Denn man sollte den Klienten ja durchaus auf neue Aspekte, auf relevante Aspekte etc. aufmerksam machen und sie in den Fokus bringen: Solange der Therapeut jedoch noch nicht viel Beziehungskredit hat, sollte er den Klienten noch nicht konfrontieren!

Ganz wesentlich ist auch die Vermittlung von *Akzeptanz*: Der Therapeut macht deutlich, dass er den Klienten als Person respektiert und akzeptiert, dass er Inhalte des Klienten als solche akzeptiert und vor allem sollte der Therapeut deutlich machen, dass der Klient sich nicht für den Therapeuten ändern muss: Wenn der Klient so bleiben will, wie er ist, ist das für den Therapeuten völlig o. k.!

Der Therapeut sollte hier allerdings *nicht* die Realitätskonstruktionen des Klienten bestätigen: Der Therapeut versteht, dass der Klient die Realität so sieht, wie er sie sieht, er bestätigt *nicht*, dass die Realität so *ist*, wie der Klient sie sieht! Die Grundhaltung des Therapeuten ist hier: Ich kann sie nicht beobachten, bin nicht in ihrem Leben dabei; ich weiß nicht, wie ihre Realität ist und kann daher *gar nichts* über ihre Realität sagen!

4.3.2 Transparenz

Transparenz bedeutet, dass der Therapeut deutlich macht,

- dass der Klient alle Informationen über die Therapie oder das Vorgehen erhalten kann, wenn er das will;
- dass in der Therapie nichts geschieht, was der Klient nicht will;
- dass der Therapeut dem Klienten alle wesentlichen Vorgehensweisen erläutert, deutlich macht, was er meint und was nicht, was er will und was nicht;
- dass der Klient immer sofort fragen soll, wenn ihm etwas unklar ist und sofort sagen soll, wenn ihm etwas nicht gefällt – der Therapeut wird dann sofort darauf eingehen.

4.4 Komplementarität zur Motivebene

Es wird für einen Therapeuten schwierig sein, eine Beziehung zu einem Klienten mit zwanghafter Persönlichkeitsstörung aufzubauen; das heißt jedoch nicht, dass es unmöglich ist; eine komplementäre Beziehungsgestaltung ist dazu bei zwanghaften Klienten wesentlich.

Als erstes sollte der Therapeut sicherstellen, dass durch das Verhalten des Klienten keine eigenen Schemata getriggert werden; denn reagiert ein Therapeut z. B. auf die Regelsetzungen oder das „missionarische“ Vorgehen des Klienten aggressiv, kommt mit Sicherheit überhaupt keine therapeutische Beziehung zustande. Daher sollte sich ein Therapeut fragen, ob er mit zwanghaften Klienten arbeiten kann, oder ob er sich aufgrund der Aktivierung eigener Schemata in eine „wandelnde Kontraindikation“ verwandeln könnte. Der Therapeut sollte also sicher sein, dass er Klienten mit zwanghafter Persönlichkeitsstörung respektieren kann und wirklich gerne mit ihnen arbeitet. Ist das nicht der Fall, wird er sich nicht wirklich komplementär verhalten können. Für einen Therapeuten ist es hilfreich, sich klarzumachen, dass der Klient diese Strategie sehr wahrscheinlich wählen *musste* und dass er selbst nun in einem Käfig gefangen ist; dies kann sein Verständnis für den Klienten stark fördern.

Das erste, was ein Therapeut dem Klienten entgegenbringen sollte, ist *Respekt*: Respekt für die Person des Klienten, Respekt für seine Lösungen, seine Ansichten, seine Verhaltensweisen. *Er akzeptiert diese Lösungen als Lösungen des Klienten,* als etwas, das er nicht abwertet, ja nicht einmal wertet, sondern nur als Aspekte des Klienten akzeptiert. Was der Therapeut dem Klienten auch deutlich macht, ist, dass der Klient ihn *interessiert* und dass er gerne mit dem Klienten arbeiten würde; und das bedeutet auch, dass er den Klienten gerne *verstehen* möchte: Er möchte verstehen, was der Klient tut und warum er das tut; er möchte verstehen, wie es dem Klienten geht, wie er denkt und warum er so denkt.

Von ganz zentraler Bedeutung für Komplementarität ist, dass der Therapeut die Grenzen und die Autonomie des Klienten vollständig respektiert: Der Klient muss sich nicht für den Therapeuten ändern; der Therapeut hat keine Ansprüche an den Klienten; wenn der Klient so bleiben will, wie er ist, ist das für den Therapeuten völlig in Ordnung. Der Klient muss auch nicht an bestimmten Themen arbeiten; er kann thematisieren, was immer er will.

Der Klient soll alles verstehen, was in der Therapie passiert. Sollte dem Klienten etwas unklar sein, dann soll er den Therapeuten bitte sofort fragen. Sollte dem Klienten etwas nicht gefallen, dann sollte er sich bitte sofort melden. Der Klient hat große Angst, etwas nicht kontrollieren zu können. Und deshalb gibt der Therapeut ihm *maximale Kontrolle* über den Prozess.

Entscheidend ist hier wiederum *Transparenz*: Der Klient soll bemerken, dass er nicht um Kontrolle kämpfen muss, dass er auch nicht um Anerkennung und Wichtigkeit kämpfen muss, dass er auch nicht darum kämpfen muss, verstanden zu werden. Sondern, dass er all dies selbstverständlich vom Therapeuten bekommt. Und aus diesem Grund erläutert der Therapeut viel, kommentiert seine Fragen und Interventionen, erörtert mit dem Klienten auf Meta-Ebene das Vorgehen usw.

Und das bedeutet z. B. auch: Wenn der Klient „Smalltalk“ macht, macht der Therapeut das mit; das ist sogar gut: Der Therapeut kann den Klienten kennenlernen und an unproblematischen Themen dem Klienten Beziehungsbotschaften zukommen lassen. Es ist förderlich, mit dem Klienten eine Zeit lang darüber zu sprechen, was er gern tut, welche Hobbys er hat, was er im Alltag tut, was ihn interessiert und bewegt. Der Klient möchte nicht gezwungen sein, etwas von sich preiszugeben, solange er noch jemanden auf Distanz hält; und genau das sollte der Therapeut unbedingt berücksichtigen. *Inhaltliche Arbeit ist zunächst nicht angesagt, wenn der Klient es nicht von sich aus will: Zuerst kommt der Aufbau der Beziehung.*

Wichtig ist auch, dass der Therapeut bereit ist, die *Stärken und Ressourcen* des Klienten wahrzunehmen und rückzumelden und deutlich zu machen, dass er den Klienten für kompetent hält, für fähig, für entschlussstark u. Ä.; somit macht der Therapeut klar, dass er den Klienten *keinesfalls* für defizitär, schwach, toxisch u. a. hält. Und hier ist es auch besonders wichtig, dass ein Therapeut sehen kann, *dass auch die ZWA Ressourcen impliziert*: Der Klient ist genau und gewissenhaft, er reflektiert, bevor er handelt, er beachtet Details und übersieht fast nichts etc. Alle diese Aspekte kann ein Klient auch für sich nutzen und der Therapeut kann alle diese Dinge zur Komplementarität und zur Ressourcen-Aktivierung nutzen.

Im Hinblick auf die Komplementarität zum *Anerkennungsmotiv* ist die bereits ausgeführte respektvolle und ressourcenorientierte Grundhaltung und vor allem die konsequente Vermeidung jeder Abwertung des Klienten entscheidend. Beim aktiven „Füttern" des Klienten mit starken Anerkennungsbotschaften (siehe Komplementarität zu narzisstischen Personen; vgl. Sachse, Sachse & Fasbender, 2011b) empfiehlt sich jedoch auch eine gewisse Vorsicht. Ein überdosierter Ausdruck von Hochachtung für Intelligenz, beeindruckende Fähigkeiten oder überdurchschnittliche Weitsicht der Person kann durchaus kontraproduktiv sein (anders als Narzissten kann man ZWA durchaus „überfüttern").

Sofern der Klient keine komorbide narzisstische Persönlichkeitsstruktur aufweist oder deutliche Images und Appelle aussendet, die zu solch starker Anerkennung auffordern (etwa ein sehr prahlerisches Moses-Spiel), besteht keine Notwendigkeit, dies zu tun. Es kann sein, dass eine zwanghafte Person sich in diesem Moment eher unverstanden oder sogar beschämt fühlt, da sie den Eindruck von z. B. Überlegenheit gar nicht erwecken möchte und es gar im Widerspruch zu ihren Normen (Bescheidenheit, Selbstaufgabe o. Ä.) steht. Hier ist individuell zu entscheiden, von welcher Art und welchem Maß der therapeutischen Beziehungsgestaltung der konkrete Klient profitiert.

Eine Kenntnis des individuellen Wertesystems der Person kann an dieser Stelle hilfreich sein. Die Würdigung von Gründlichkeit, Anstrengungs- und Leistungsbereitschaft der Person ist hingegen fast immer unproblematisch und förderlich für die therapeutische Beziehung.

4.5 Explizierung von Beziehungsmotiven

Eine Explizierung zentraler Motive sollte möglicherweise noch *nicht* zu Therapiebeginn erfolgen: Dies hat mit dem Spezifikum der zwanghaften Persönlichkeitsstörung zu tun, dass der Zugang zu eigenen Motiven „verboten" sein kann. Daher können solche Explizierungen zu Therapiebeginn (ungewöhnlicherweise!) konfrontativ wirken. Daher sollte der Therapeut erst dann damit beginnen, wenn er Beziehungskredit hat und wenn er damit beginnt, die Kosten des Systems salient zu machen.

Auch die Explizierung der zentralen Beziehungsmotive sollte zunächst vorsichtig und dann immer deutlicher erfolgen. Dabei macht der Therapeut dem Klienten deutlich, dass dieser ein besonders großes Bedürfnis nach Kontrolle hat, aber auch ganz starke Bedürfnisse nach Anerkennung, nach Wichtigkeit und Solidarität. Und dass er eigentlich auch ein starkes Bedürfnis nach Autonomie, nach *Selbst*-Bestimmung hat.

Dieser Aspekt ist aber heikel, denn der Klient kann es in zweifacher Weise missverstehen:

- Er kann verstehen, dass eine Selbstbestimmung bedeutet, sich von den Normen zu lösen – was stark bedrohlich sein und damit Reaktanz auslösen kann.
  oder
- Er kann verstehen, wenn er die Normen völlig internalisiert hat, dass er ja bereits völlig selbst bestimmt sei – und damit das, was der Therapeut meint, schlicht nicht verstehen.

Alle diese Explizierungen können aber auch das Diskrepanz-Erleben des Klienten vergrößern: Dem Klienten wird zunehmend deutlich, wie weit er von seinen Bedürfnissen entfernt ist, wie stark er an dem, was er wirklich will, vorbeilebt. Daher muss immer wieder ein anderer Therapieschritt eingeschoben werden, den wir jedoch erst später behandeln: Der Schritt der *Lösungsfindung*.

4.6 Vorsicht mit Emotionalisierung

Wie ausgeführt haben Klienten mit ZWA eine starke Tendenz, Emotionen unter Kontrolle zu behalten, weil Emotionen potenziell bedrohlich sind.

Die Klienten befürchten, bei Emotionen nicht norm-konform zu handeln, gegen Normen zu verstoßen, sich bloßzustellen oder sich schwach zu zeigen.

Auch wenn Therapeuten über die entsprechenden Strategien verfügen sollten, sollten sie sie *nicht* realisieren: Wenn Emotionen auftreten, sollten Therapeuten dem Klienten selbst die Entscheidung überlassen, ob sie diese jetzt fokalisieren wollen oder ob sie sie „runterregulieren" wollen. Daher sollten Therapeuten vor allem in Phase 1 auch sehr vorsichtig damit sein, den Klienten zu emotionalisieren. Tun sie das nicht, können Klienten den Eindruck haben, „das Gesicht zu verlieren": Im Ernstfall können sie dann die Therapie abbrechen.

4.7 Umgang mit Normen

Wie schon mehrfach ausgeführt, sollte der Therapeut (in der ersten Phase der Therapie, aber auch später) keinesfalls gegen Normen angehen: Der Therapeut thematisiert Normen und Regeln von sich aus gar nicht, wenn der Klient sie thematisiert, respektiert der Therapeut die Sichtweise des Klienten *als die Sichtweise des Klienten. Unter gar keinen Umständen sollte der Therapeut Normen mit dem Klienten diskutieren:* Tut er dies, begibt er sich in einen Sumpf, in dem er schon nach kurzer Zeit hoffnungslos versackt. *Nicht gegen Normen argumentieren!* Und auch *nicht*

- inhaltlich gegen Normen angehen;
- Normen inhaltlich in Frage stellen;
- dem Klienten Alternativen vorschlagen u. Ä.

Normen werden vom Therapeuten hingenommen, als Ansichten des Klienten akzeptiert und das war's. Der „therapeutische Eingang" befindet sich an anderer Stelle, *nicht hier!* Normen werden nicht vom Therapeuten fokalisiert, nicht thematisiert, nicht bearbeitet! Der Therapeut lässt hier den Klienten sozusagen „ins Leere laufen"!

Sollte der Klient darauf beharren, dass seine Norm korrekt ist, und sollte er wollen, dass der Therapeut dies bestätigt, also: „Sie finden doch wohl auch, dass man dies und das so und so machen muss?", dann kann der Therapeut antworten: „Nein, ich finde nicht, dass man das so machen muss, aber ich respektiere, dass *Sie* dieser Meinung sind."

Insistiert der Klient dann so: „Aber wenn man das nicht macht, dann sinkt die Gesellschaft ins Chaos (oder ähnliches), deshalb ist doch klar, dass *man* das so machen muss!", dann kann der Therapeut antworten: „Ich kann nicht beurteilen, ob das so sein wird und das möchte ich auch gar nicht diskutieren. Denn hier geht es mir nicht darum, was mit der Gesellschaft passiert, hier geht es mir nur darum, was Sie denken; ich würde gerne *Sie* verstehen, das ist mir wichtig."

Der Therapeut lässt sich keineswegs von seinem Angebot, den *Klienten* zu verstehen, abbringen; er lässt sich *nicht* auf Diskussionen ein, er beharrt darauf,

- dass er die vom Klienten ausgesagten Konsequenzen nicht beurteilen kann;
- dass er sie auch gar nicht beurteilen will;
- dass er mit dem Klienten auch nicht über „die Gesellschaft" u. a. sprechen will;
- dass er sich ausschließlich für den Klienten interessiert.

Der Therapeut kann dem Klienten auch sein Erstaunen zur Verfügung stellen: Er staunt, dass der Klient eine Bestätigung vom Therapeuten braucht, der Therapeut traut dem Klienten aber ohne weiteres zu, Dinge selbst zu beurteilen und zu entscheiden. Und der Therapeut möchte auch *auf keinen Fall Entscheidungen für den Klienten treffen.* Das würde er als grenzüberschreitend ansehen und das will er auf keinen Fall.

Der Therapeut sollte an einer solchen Stelle die Normen des Klienten auf keinen Fall bestätigen, sie aber ebenfalls nicht in Frage stellen; er sollte sie schlicht und einfach stehen lassen und deutlich machen, dass er die Normen selbst gar nicht bearbeiten will; was er will ist jedoch, *den Klienten* zu verstehen, sich für *den Klienten* zu interessieren. Das Interesse des Therapeuten ist aber keinesfalls mit Druck oder Ansprüchen verbunden; der Therapeut macht dem Klienten lediglich ein Angebot. Er macht jedoch auch klar, was er *nicht* tun wird: Er wird nicht mit dem Klienten über Sinn und Unsinn, über Konsequenzen oder Inhalte von Normen diskutieren!

Der Therapeut kann vorsichtig, so, dass es nicht als Vorwurf aufgefasst wird, deutlich machen, dass *er* diesen Normen nicht folgt und er auch glaubt, dass *man* diesen Normen nicht folgen *muss*, dass man sich jedoch dazu *entscheiden kann*, ihnen zu folgen. Damit bietet der Therapeut eine Alternative an, eine alternative Orientierung und er macht klar, dass Normen nicht zwangsläufig befolgt werden müssen. Und dazu steht der Therapeut; wird er vom Klienten gefragt, dann kann er sagen, dass er davon ausgeht, dass jeder seine eigenen Standards entwickeln kann und dass jeder selbst verantworten muss, wie er seine Standards mit denen der Gesellschaft in Übereinstimmung bringt. Und er kann auch sagen, dass er, der Therapeut, niemandem Vorschriften machen will, was er zu tun und zu lassen, was er zu denken oder zu glauben habe. Damit demonstriert der Therapeut eine Alternative, ein Modell für nicht-zwanghaftes Handeln, an dem sich der Klient orientieren kann, wenn er das will.

An dieser Stelle ist der Therapeut somit ein Modell: Ein Modell dafür,

- dass man Normen hinterfragen kann;
- dass man sich für verschiedene Normen entscheiden kann und dass dies von persönlichen Vorlieben abhängt;
- dass man Normen gegenüber *tolerant* sein kann, auch wenn sie von eigenen abweichen.

All dies kann der Therapeut dem Klienten als seine Ansicht deutlich machen: Das heißt aber nur, *dass er der Ansicht des Klienten eine Alternative gegenüberstellt.*

Das heißt *nicht*,

- dass er die Ansichten nun mit dem Klienten diskutiert,
- dass er will, dass der Klient seine Ansicht übernimmt.

Vielmehr macht er dem Klienten hier nur klar, *dass es auch anders sein kann.*

Denken Sie als Therapeutin oder Therapeut immer daran: Die Normen sind für den Klienten ein Schutz; er kann sie erst dann aufgeben, wenn er sicherer wird. Man kann sie dem Klienten aber nicht nehmen, man kann nicht den Ast absägen, auf dem er sitzt, bevor er einen anderen hat, auf dem es sich gut sitzen lässt!

Es kann dem Klienten auch schon relativ früh deutlich gemacht werden kann, dass es bei der Erfüllung der Normen eigentlich darum geht, Angst zu vermeiden. Das kann man dem Klienten schon deutlich machen, wenn er zur Stunde kommt und sagt: „Ich hatte Angst, zu spät zu kommen." oder wenn er den Zusammenhang zwischen Normen und Ängsten an anderen Stellen selbst erwähnt. Der Therapeut sollte dies dann sofort aufgreifen: „Wenn Sie die Regel nicht befolgen, pünktlich zu kommen, macht Ihnen das Angst." Bestätigt der Klient dies, kann der Therapeut ein Angebot machen: „Ich würde gerne mit Ihnen zusammen einmal klären, was Ihnen Angst macht."

Der Therapeut kann auch auf Ängste kommen, wenn er den Klienten fragt: „Was wäre, wenn Sie der Norm X einmal nicht folgen würden, wenn Sie einmal Y tun würden? Was würde das *in Ihnen* auslösen?" Lässt sich der Klient auf dieses Gedankenexperiment ein, dann bemerkt er schnell, dass es Angst in ihm auslöst.

Der Therapeut, der immer wieder auf den Zusammenhang zwischen Normen und Angst hinweist, macht dem Klienten Stück für Stück klar, dass der Klient die Normen *deshalb* erfüllt,

- weil die Nichterfüllung Angst macht;
- weil die Erfüllung Kontrolle und Sicherheit schafft.

Der Klient soll bemerken, dass er die Normen nicht deshalb erfüllt, weil es Normen sind, die „man" erfüllen *muss*, sondern dass er *persönlich Gründe* dafür hat, sie zu erfüllen. In dem Maße, in dem dem Klienten dies deutlich wird, muss man auch nicht mehr über Normen sprechen, sondern man kann Fragen nachgehen: „Warum folge ich den Normen?", „Wieso macht es mir Angst, die Normen nicht zu erfüllen?", „Wieso habe ich eigentlich diese Normen?" usw. Damit ist der Klient *auf einer internalen Klärungsspur.* Dies ist die *Voraussetzung* für weitere Strategien.

4.8 Ressourcen aktivieren

Personen mit ZWA halten oft eigene Emotionen für gefährlich: Sie führen zu spontanem Handeln, bringen Aspekte hervor, die man nicht versteht und nicht kontrollieren kann etc. Um dem Klienten zu ermöglichen, Emotionen stärker zuzulassen, zu beachten und damit auch zu verstehen, ist es oft wesentlich, dem Klienten deutlich zu machen, dass er viele Ressourcen hat, um mit Emotionen umzugehen: *Er kann Emotionen durchaus kontrollieren, wenn er es will, und er ist ihnen keineswegs ausgeliefert.*

Und da das so ist, ist er auch in der Lage, sich auf Emotionen einzulassen und zu sehen, was diese ihm sagen. Dann kann er sich immer noch entscheiden, ihnen *nicht* zu folgen, sie *nicht* weiter zu beachten. Der Klient kann so lernen, dass er Impulse, Wünsche, Affekte durchaus betrachten kann, ohne von ihnen überwältigt, überschwemmt, „verführt" etc. zu werden und er kann lernen, dass es sogar eine seiner besonderen Stärken ist, „Emotionen im Griff" zu haben, dass diese aber nur dann zum Tragen kommt, wenn er Emotionen überhaupt zulässt.

Neben dem klaren Zutrauen in die Bewältigungsfähigkeit des Klienten sollte der Therapeut auch den Wert und die Sinnhaftigkeit der Auseinandersetzung mit Emotionen wiederholt verdeutlichen, um den Klienten überhaupt zur Beachtung und zum Umgang mit diesen zu motivieren. Emotionen verfügen über einen starken und unmittelbaren Informations- und Signalcharakter, ihre Beachtung ist somit der Schlüssel zur Verbesserung des Selbstzugangs und langfristigen Steigerung von Zufriedenheit. Auch wenn eine Person glaubt, dass sie mit einer Gefühlsreaktion und resultierenden Impulsen durchaus umgehen kann, heißt das nicht automatisch, dass sie es deshalb auch anstrebt. Da der Klient bislang in seinem Leben stattdessen zur festen Überzeugung gelangt ist, stark von der Nichtbeachtung von Emotionen und Impulsen zu profitieren (siehe Alienation), sollte man hier nur eine langsame, zögerliche Veränderung der Motivationslage erwarten.

Emotionen können, wie bereits ausgeführt, auf Bedürfnisse und Wünsche hinweisen, die mit dem eigenen Normsystem nicht kompatibel sind. Deshalb bringt deren Beachtung und geringere Emotionskontrolle die Person in ein Dilemma und führt zunächst zu Unzufriedenheit (wenn vernachlässigte Bedürfnisse spürbar werden) oder Angst (z. B. in der Normerfüllung zu versagen). Eben dieses Diskrepanzerleben ist jedoch der langfristige Motor eines allmählichen Veränderungsprozesses. Um den Klienten nicht zu sehr zu ängstigen oder abzuschrecken gilt auch hier die Devise, den Prozess nicht zu forcieren, sondern nur Angebote zu machen. Der Klient kann seine Ressourcen nutzen und Emotionen spüren, muss es aber nicht!

4.9 Umgang mit Tests

Tests bestehen insbesondere darin, dass Klienten sehen wollen, ob die Therapeuten ihren Normvorstellungen folgen und ob sie damit zuverlässig und vertrauenswürdig sind.

Nun kann ein Therapeut aber die Normen des Klienten niemals bestätigen, denn damit würde er dysfunktionale Aspekte des Klienten-Systems stabilisieren. Daher ist der Umgang mit diesen Tests durchaus schwierig.

Sollte der Klient darauf beharren, dass seine Norm korrekt ist und sollte er wollen, dass der Therapeut dies bestätigt, also: „Sie finden doch wohl auch, dass man dies und das so und so machen muss?", dann kann der Therapeut antworten: „Nein, ich finde nicht, dass man das so machen muss, aber ich respektiere, dass *Sie* dieser Meinung sind."

Insistiert der Klient dann so: „Aber wenn man das nicht macht, dann sinkt die Gesellschaft ins Chaos (oder ähnliches), deshalb ist doch klar, dass *man* das so machen muss!", dann kann der Therapeut antworten: „Ich kann nicht beurteilen, ob das so sein wird und das möchte ich auch gar nicht diskutieren. Denn hier geht es mir nicht darum, was mit der Gesellschaft passiert, hier geht es mir nur darum, was Sie denken; ich würde gerne *Sie* verstehen, das ist mir wichtig." (vgl. Kapitel 4.7).

4.10 Transparentmachen der Spielebene

4.10.1 Allgemeines

Es ist bei Klienten mit zwanghafter Persönlichkeitsstörung kaum möglich, sie mit intransparentem Verhalten zu konfrontieren. Wenn doch, sollte das auf alle Fälle erst spät erfolgen. Auch andere Tests als die beschriebenen, braucht ein Therapeut kaum zu überstehen.

Allerdings ist es oft sehr sinnvoll, die Klienten mit normativen und Regel-Schemata und deren Kosten zu konfrontieren. Und Therapeuten müssen den Klienten klar machen, dass die Probleme deutlich auf die Normen (und die Regeln) zurückgehen, dass das Problem also „im Klienten" liegt.

Ob ein Therapeut einen Klienten mit ZWA konfrontieren kann, hängt ganz stark von zwei Bedingungen ab:
- Davon, wie stark der Klient schon wahrnimmt, dass sein eigenes System ihm Probleme bereitet, also davon, wie ich-dyston die Störung schon ist.
- Davon, wie hoch der Beziehungskredit des Therapeuten ist.

Da beide Faktoren zu Therapiebeginn noch nicht ausgeprägt sind, sind Konfrontationen praktisch gar nicht möglich: Wie empfohlen sollten Therapeuten auch hier Änderungsmotivation eher dadurch schaffen, dass sie Schemata und deren Folgen *empathisch und akzeptierend herausarbeiten* (und nicht konfrontativ): Sie machen den Klienten deutlich,
- dass diese bestimmte Annahmen haben, auch normative und Regel-Annahmen;
- dass das völlig o. k. ist, dass man solche Annahmen haben kann und darf;
- dass solche Annahmen aus der Biographie stammen und dass man gut verstehen kann, wie sie sich entwickelt haben;
- dass man die Normen auch gut als Lösungen für schwierige Situationen ansehen kann und dass der Klient diese Lösungen brauchte und froh sein kann, dass er sie entwickelt hat;
- *dass man aber heute prüfen kann, ob der Klient diese Lösungen immer noch braucht und dass man sie heute hinterfragen kann*;
- und dass man heute zu diesen Lösungen Alternativen entwickeln könnte.

Erst *wenn der Klient durch ein solches Vorgehen erkannt hat, dass er Kosten hat, die er nicht haben muss und die er nicht will,* und wenn der Therapeut über genügend Beziehungskredit verfügt, kann der Therapeut anfangen, den Klienten zu konfrontieren, also dem Klienten Aspekte deutlich zu machen, die ihm unangenehm sind und die er nicht gerne wahrnehmen will.

4.10.2 Klären

Der Therapeut kann in dieser Phase schon vorsichtig versuchen, Klärungsprozesse anzuregen: Der Therapeut kann hier internalisierende Fragen stellen der Art: „Was genau löst die Situation in Ihnen aus?", „Was genau denken Sie in der Situation?", „Wie war das für Sie?"

Geht der Klient mit, geht der Therapeut weiter, *bis an die Kante des Möglichen.*

Weicht der Klient aus, macht der Therapeut nicht weiter, er regt aber immer und immer wieder solche Prozesse an (Marker).

Dass ein Klient hier noch relativ schnell vermeidet, ist wahrscheinlich, denn Internalisierungen sind für ZWA nicht nur schwierig, sondern auch „gefährlich":

- Auf eigene Aspekte zu schauen macht eigene Wünsche, Bedürfnisse klar.
- Auf eigene Intentionen zu schauen macht deutlich, dass man die Ursache eigenen Verhaltens ist und dass man dafür die Verantwortung übernehmen muss.

Es ist daher für einen Therapeuten wichtig, solche Interventionen in hohem Maße mit Interventionen zur Ressourcenaktivierung zu verbinden, eventuell sogar

- zuerst Ressourcenaktivierung,
- dann Klärung.

Wenn der Therapeut mit dem Klienten einen eigenen Aspekt herausgearbeitet hat, vielleicht einen Wunsch, dann kann der Therapeut auch deutlich machen:

- „Ich fände es wichtig, dass Sie selbst wissen, was Sie möchten."
- „Sie müssen den Wunsch ja nicht in Handlung umsetzen, Sie können sich auch dagegen entscheiden."
- „Und ich, Therapeut, denke, dass Sie die nötige Willensstärke haben, sich auch gegen einen Wunsch zu entscheiden."
- „Daher kann Ihnen ein Wunsch gar nicht gefährlich werden."

Man muss auch eins bedenken: Durch Klärungsprozesse werden Klienten Kosten und Bedürfnisse deutlich etc. Da die Normen jedoch weiterhin sehr stark sind, entstehen so unter Umständen sehr starke innerpsychische Konflikte: Die sind einerseits gut, um Kosten und damit Änderungsmotivation zu erzeugen. Sie können andererseits jedoch so stark werden, dass ein Klient wieder stark vermeidet.

4.10.3 Konfrontationen

Dabei beginnt der Therapeut mit „weichen" Konfrontationen und stellt sicher, dass dem Klienten immer klar wird,

- dass es *nicht* die Absicht des Therapeuten ist, den Klienten zu ärgern, zu beschämen u. a.;

- sondern dass es die Absicht des Therapeuten ist, auf Aspekte aufmerksam zu machen, die man betrachten und hinterfragen sollte.

Konfrontationen sollen damit immer zugewandt und respektvoll gemacht werden. Zur Gestaltung konfrontativer Interventionen siehe den ersten Band dieser Reihe (Sachse, Sachse & Fasbender, 2011a).

4.10.4 Kosten empathisch salient machen

Es ist immer wichtig, *die Änderungsmotivation aus dem System des Klienten herauszuholen,* d. h., dem Klienten deutlich zu machen, dass *er selbst* Gründe hat, sich zu verändern und an einer Veränderung zu arbeiten. Wie ausgeführt sind dem Klienten Kosten durchaus zugänglich; sie sind jedoch nicht besonders salient und verstärken die Änderungsmotivation auch kaum. Daher sollte der Therapeut die Kosten, die der Klient schon präsent hat, langsam, vorsichtig und sehr empathisch salient machen. Der Therapeut sollte somit zuerst nur solche Kosten ansprechen, die der Klient selbst thematisiert oder solche, die der Klient gut akzeptieren kann, denn die Intervention soll nicht konfrontativ wirken. Und der Therapeut sollte ganz empathisch sein, also Verständnis für den Klienten signalisieren.

So kann der Therapeut z. B., wenn der Klient von Normerfüllungen berichtet, sagen:

- „Das stelle ich mir alles sehr anstrengend vor.“
  oder
- „Das muss Sie doch ganz schön einschränken .“
  oder
- „Ich könnte mir vorstellen, dass Sie immer aufpassen müssen, ob Sie es auch richtig machen. Das heißt, Sie müssen ständig auf der Hut sein. Das muss sehr anstrengend sein.“

In der Regel fühlen sich die Klienten durch solche Interventionen verstanden. Damit machen diese Interventionen nicht nur Kosten salient, sie schaffen auch Beziehungskredit. Je mehr Beziehungskredit der Therapeut hat, desto deutlichere Kosten kann er salient machen, z. B.:

- „Das ständige Befolgen von Regeln erscheint Ihnen selbst wie ein Käfig.“
- „Ich frage mich, ob Sie manchmal das Gefühl haben, dass Sie sich selbst einengen.“

So wird dem Klienten selbst immer präsenter, was er mit sich selbst macht, dass er sich selbst einengt, ja selbst versklavt.

Oft lohnen sich auch wiederholte Konfrontationen mit häufig anzutreffenden Beschönigungs- und Bagatellisierungstendenzen des Klienten *(z. B. Ach, so anstrengend ist das auch nicht, ich mache das ja gerne so.).* Ohne unnötigen Druck auszuüben ist es hier wichtig, als Therapeut konsequent seinen Eindruck einzubringen und dabei zu bleiben, dass es trotzdem anstrengend, unbefriedigend, stressig etc. erscheint. Das Spüren von Unzufriedenheit ist ein notwendiger Zwischenschritt, ohne den therapeutische Veränderungsprozesse nicht in Gang kommen werden!

Erleichtert wird diese Strategie des Kosten-salient-Machens, wenn Klienten wegen einer Depression oder allgemeiner Unzufriedenheit in die Therapie kommen. Diesen Klienten kann man dann relativ schnell deutlich machen, dass man etwas ändern muss und dass man daher versuchen muss, genau zu verstehen, wie das System funktioniert und wie/wo man es verändern könnte.

Fallbeispiel Frau N.

Die Klientin kann mit der Zeit spüren, dass die Einhaltung ihrer hohen moralischen Normen im Job wie privat beschwerlich und einschränkend für sie ist. Eine nachhaltige Änderungsmotivation ergibt sich vor allem aus der Herausarbeitung ihrer Kosten in der Ehe. Es zeigt sich, dass ihre Paarbeziehung keineswegs glücklich ist, sondern sie vor allem bei ihrem Mann blieb, weil eine Trennung ihr angesichts der gemeinsamen Kinder und ihrem getätigten Eheversprechen moralisch nicht verantwortbar erscheint. Für ihren Mann und die Kinder sei der Erhalt der Ehe das Beste und das sei zentral. In Folge dessen ist sie zunächst wenig motiviert, sich mit ihrer Unzufriedenheit in der Partnerschaft überhaupt zu beschäftigen da dies ja zu nichts führe. An dieser Stelle hilft Frau N. die konsequente Betonung von Autonomie, Kontrolle und absoluter Ergebnisoffenheit im therapeutischen Prozess. Die inzwischen tragfähige therapeutische Beziehung reduziert außerdem ihr akutes Erleben von Bedrohung in Klärungsprozessen.

Mit der Zeit kann Frau N. Kosten der Normen (Anstrengung, Einschränkung, soziale Isolation) und ihre Emotionen generell deutlicher wahrnehmen. In diesem Zuge verschieben sich von ihr thematisierte Situationen zunehmend vom beruflichen Kontext auf Beziehungsthemen. Anfangs exploriert sie vor allem Ärger bezogen auf ihren Mann, später auch Einsamkeitsgefühle und sogar gelegentliche Sehnsucht nach einem anderen Partner. Entsprechende Wünsche ziehen bei ihr ein sehr schlechtes Gewissen nach sich *(„So was darf ich mir doch nicht mal ansatzweise wünschen! Wo würde mich das denn hinführen?“)*. Dies wiederum ist Ausgangspunkt für die eingehendere Klärung frustrierter Beziehungsmotive, ihrer Schemata und Regeln.

4.10.5 Klären von Schemata und Regeln

Ist dem Klienten deutlich, dass *er* Gründe hat, diese Normen zu haben, dass die Normen eine Funktion für ihn haben, und folgt der Klient der Frage, *welche* Funktion sie für ihn haben, *dann und erst dann* kann der Therapeut damit beginnen, die Schemata und Regeln des Klienten zu explizieren. Auch das sollte so empathisch und respektvoll wie möglich erfolgen.

Der Therapeut kann dem Klienten Schritt für Schritt aufzeigen,

- dass er Normen folgt, weil er sich ansonsten toxisch, wertlos, unvollkommen usw. fühlt;
- dass er somit stark an sich selbst zweifelt, an seinem Wert, seiner Wichtigkeit usw.;
- dass er auch stark an Beziehungen zweifelt;
- dass er sich deshalb abschottet, andere auf Distanz hält usw.;
- dass er soziale Regeln setzt, weil ihm das Sicherheit gibt und weil er damit innere Diskrepanzen vermeidet.

Wichtig ist hier, dass die Erkenntnisse langsam erarbeitet werden, ein zu schnelles Vorgehen kann den Klienten leicht überlasten. *Auch sollte der Therapeut den Klienten immer nur begrenzt emotionalisieren und dann lange daran arbeiten zu verstehen, was die Emotionen bedeuten.* Wird der Klient zu schnell oder zu stark emotionalisiert, kann das für ihn extrem aversiv werden, und er kann entsprechende Strategien in Zukunft vermeiden! Daher sollten Therapeuten mit Vertiefungen vorsichtig umgehen, es dem Klienten immer wieder ermöglichen, „Emotionen in den Griff zu bekommen“. *Nie einen zwanghaften Klienten in eine Emotionalisierung treiben!*

4.10.6 Biographische Arbeit

Ist der Klient motiviert, kann auch mit biographischer Arbeit begonnen werden. Dadurch kann dem Klienten noch einmal deutlich werden, warum er eine so hohe Norm-Orientierung entwickelt hat. Dies kann ihm helfen, die Bedeutung der Normen weiter zu relativieren und „aufzuweichen“.

Fallbeispiel Frau N.

Über aktuelle Situationen, die im Alltag „egoistische Impulse“ und Schuldgefühle auslösen (etwa der Wunsch nach einem anderen Partner), aktiviert die Klientin Schemata, die Überzeugungen beinhalten, unmoralisch, verwerflich und schädlich für andere zu sein. Biographisch aktiviert sie passende Kindheitserinnerungen. Sie erinnert sich an wiederholte Bestrafungen oder Liebesentzug ihrer Eltern in Reaktion auf selbstbezogenes oder impulsives Verhalten. Als sie sich z. B. zur Wehr setzte, als ein Nachbarsjunge ihr ein Spielzeug wegnahm und sie schlug, habe sie anhand der Reaktion ihrer Mutter den Eindruck bekommen, diese massiv enttäuscht zu haben. Diese habe ihr gesagt, sie solle doch nicht so egoistisch sein und hätte ihm das Spielzeug einfach direkt schenken sollen, bereits als sie sah, dass er es wollte. Dann wäre auch nichts passiert, nun aber würde der Junge ihretwegen weinen und sie könne froh sein, ihn nicht schlimmer verletzt zu haben.

Außerdem habe man ihr erklärt, dass eine Erkältung oder ein aufgeschlagenes Knie keine Zufälle, sondern als Zeichen von Gott zu verstehen seien und sie sich dann fragen müsse, was sie in den letzten Tagen falsch gemacht haben könnte. Somit habe sie schon als Kind bei einem einfachen Schnupfen Schuldgefühle erlebt und über vermeintliches Fehlverhalten oder eigene Charakterfehler gegrübelt. Sie habe die Überzeugung entwickelt, sich stets unter Kontrolle halten zu müssen und spontane emotionale Reaktionen und Wünsche zu meiden, damit ihre „wahre Natur nicht durchbreche.“ Ebenfalls spürt sie Angst, andere Personen könnten ihre wahre Natur erkennen und sich dann angewidert abwenden, wenn sie sie zu nah an sich heranlasse.

Es ist damit zu rechnen, dass während der Schema- und Biographie-Arbeit Hindernisse auftreten, und auch Rückschritte sind nicht selten. Etwa können Scham- und Schuldgefühle auftreten, man würde sich z. B. „undankbar“ seinen früheren Bezugspersonen gegenüber verhalten oder schlecht über diese reden. Es kann bei beginnender Distanzierung von eigenen Schemata auch eine allgemeine Verunsicherung des Klienten stattfinden, die vorübergehend dazu führt, dass man sich wieder verstärkt an den alten Normen orientiert. Der Therapeut sollte sich auf entsprechende Herausforderungen einstellen und ihnen gelassen begegnen.

4.10.7 Lösungsorientierung

Bei Klienten mit zwanghafter Persönlichkeitsstörung sollte man immer wieder, auf jeder Stufe des Klärungsprozesses lösungsorientiert arbeiten, um dem Klienten immer wieder das Gefühl zu vermitteln, dass er Kontrolle gewinnen kann.

Also immer wieder an Fragen arbeiten wie:

- Was könnte ich ändern?
- Was könnte ich tun?
- Was könnte mir helfen?

Dabei sollten auch ganz kleine Schritte akzeptieren und der Klient auch ermuntert werden, schon kleine Veränderungen anzustreben. Etwa minimale Veränderungen im Job oder das gelegentliche Ausprobieren neuer Freizeitaktivitäten.

Es sollte bedacht werden, dass sich an dieser Stelle auch reale Trainingsdefizite des Klienten zeigen können, etwa Defizite der sozialen Kompetenz. Mitunter kann es hilfreich sein, entsprechende Verhaltensweisen (Gefühle äußern in Beziehungen, Werben um Sympathie, Smalltalk) mit dem Klienten gemeinsam zu üben, um die Wahrscheinlichkeit von Erfolgserlebnissen zu erhöhen. Hier kann man sich an bestehenden verhaltenstherapeutischen Konzepten orientieren und diese entsprechend individualisiert umsetzen (z. B. Hinsch & Pfingsten, 2007). Übungen im geschützten Einzelsetting sind einem Training im Gruppensetting zumindest anfangs vorzuziehen.

4.10.8 Bearbeitung von Schemata

Sind Schemata explizit und weist ein Klient ausreichend Änderungsmotivation auf, dann können auch Schemata systematisch bearbeitet werden. Dies kann wiederum im Ein-Personen-Rollenspiel geschehen (Sachse, Püschel, Fasbender & Breil, 2008), wobei sich der Klient z. B. auf eigene Ressourcen aufmerksam machen kann; darauf, dass ihm heute nichts mehr passieren kann, wenn er mal einer Norm nicht hundertprozentig folgt; dass er durchaus das Risiko eingehen kann, sich auf Beziehungen einzulassen; dass er *nicht* toxisch auf andere Personen wirkt usw.

Der Therapeut/Supervisor kann den Klient-Therapeuten instruieren, dass es in der Therapie gar nicht darum geht, dem Klienten „die Normen zu nehmen“: Natürlich kann der Klient seine Normen behalten und sich daran orientieren! Es geht vielmehr darum zu prüfen, welche Normen sinnvoll sind und welche „modifiziert“, „erweitert“, „weicher gemacht“ werden können, ohne dass der Klient „seine Orientierung“ verliert und ohne dass der Klient damit „unmoralisch“, „egoistisch“ u. a. wird. Es ist wesentlich, dass der Klient nie den Eindruck gewinnt, man wolle ihm seine Orientierung etc. nehmen, denn das führt sofort zu Reaktanz!

Der Klient kann sich in der Rolle des Klient-Therapeuten vor allem auf dichotomes Denken aufmerksam machen; darauf, dass eine nur 80%-ige Normerfüllung *nicht* bedeutet, dass man vollkommen die Kontrolle verliert und im Chaos versinkt. Oder er kann eigene Katastrophisierungtendenzen, selektive Beweisführung etc. in Frage stellen. Damit bilden kognitive Strategien den Ausgangspunkt der Veränderung.

Langfristig kann ebenfalls versucht werden, affektive Veränderungsprozesse einzuleiten, etwa über die gezielte Aktivierung von Ressourcen und affektiven Gegenerfahrungen (z. B. Situationen, in denen man Nähe in Beziehungen erlebte und nicht abgelehnt wurde; Situationen, in denen man spontanen Impulsen folgte und Freude und Sympathie erfuhr etc.). Dafür ist es allerdings notwendig, solche Erfahrungen überhaupt erst gemacht zu haben! Deshalb lohnt sich die Kombination oder der bereits erläuterte abwechselnde Einsatz klärungs- und lösungsorientierter Therapiestrategien.

4.10.9 Transfer

Ein Transfer in die Realität kann nun in kleinen Schritten geschehen, immer nur so viel, wie ein Klient gerade noch umsetzen kann: Mal etwas spontan sein, mal auf die Durchsetzung einer Regel verzichten, mal auf das achten, was man eigentlich möchte, mal ein Gefühl zulassen oder auch zeigen: Kleine Schritte sind oft möglich und bringen dem Klienten damit schon Erleichterung. Ein Therapeut sollte hier den Klienten motivieren, ihn aber *auf keinen Fall unter Druck setzen*: Wenn der Klient noch nicht so weit ist, Aspekte umzusetzen, dann ist der Therapeut an der Kante des Möglichen.

Wie deutlich geworden ist, wissen Klienten oft nicht, an welchen Indikatoren sie überhaupt erkennen können, was ihr affektives Verarbeitungssystem ihnen „mitteilt“: Sie wissen gar nicht, worauf sie ihre Aufmerksamkeit richten sollen, wonach sie überhaupt suchen sollen, um relevante Indikatoren zu finden.

Hier ist eine basale Übung von Bedeutung: Therapeut und Klient legen sechs Situationen fest. Dabei definiert der Klient drei Situationen, in denen er klar weiß, dass diese Situationen für ihn positiv waren, dass er sich in ihnen wohlgefühlt hat, dass sie ihm gut getan haben. Dann definiert der Klient drei Situationen, über die er weiß, dass er sich in ihnen *nicht* wohlgefühlt hat, dass sie ihn belastet haben, dass sie ihm unangenehm waren, dass er sie am liebsten schnell wieder verlassen hätte.

Der Therapeut arbeitet dann mit dem Klienten alle Situationen systematisch durch, vielleicht eine pro Stunde. Dazu berichtet der Klient zunächst die Situation so konkret wie möglich; der Therapeut versucht, sich die Situation so konkret wie möglich vorzustellen; gelingt ihm das an bestimmten Stellen der Beschreibung nicht, dann stellt er dem Klienten konkretisierende Fragen: Was genau ist passiert? Was hat X getan? Was haben Sie genau getan? usw., bis er sich diese Aspekte genau vorstellen kann.

Ist die Situation beschrieben, dann bittet der Therapeut den Klienten, sich die Situation nun vorzustellen, so konkret und plastisch wie möglich, die Vorstellung zu halten und auf sich wirken zu lassen. Der Therapeut fragt den Klienten dann, was die Vorstellung in ihm auslöst. Hat der Klient nun wieder ein ähnlich unbehagliches Gefühl wie in der Original-Situation, dann wird nun weitergearbeitet; löst die Situation im Klienten nichts aus, dann versucht man es später noch einmal oder man sucht eine andere Situation aus.

Löst die Situation im Klienten etwas aus, z. B. Unbehagen, dann geht der Therapeut mit dem Klienten systematisch Fragen durch, z. B.:
- Beschreiben Sie einmal Ihr Unbehagen!
- Wie spüren Sie Ihr Unbehagen?
- Können Sie das irgendwo im Körper spüren?
- Wie fühlt sich das an?
- Was würden Sie jetzt am liebsten tun?
- Was genau macht die Situation für Sie unbehaglich?
- Was stört Sie?
- Was würden Sie am liebsten ändern?

Nach diesem Schema geht der Therapeut auch positive Situationen durch:
- Wo spüren Sie das positive Gefühl?
- Können Sie es im Körper lokalisieren?
- Was genau spüren Sie?
- Wie fühlt sich das an?
- Was sagt Ihnen das Gefühl?
- Was würden Sie jetzt am liebsten tun?
- Was genau ist an der Situation angenehm?
- Was löst die positiven Gefühle aus?

Eine Übung zur Überwindung der Alienation kann der Klient als Hausaufgabe im Alltag ausführen. Die Übung besteht darin, an ganz alltäglichen und im Grunde trivialen Dingen oder Handlungen herauszufinden, wie man sie findet, was man davon hält, ob man sie mag oder nicht. Beispielsweise soll der Klient beim Duschen das Duschgel auf seine Hand schütten und dann einen Moment innehalten, sich Zeit nehmen; er soll an dem Duschgel riechen und sich fragen:
- Riecht das für mich gut?
- Mag ich den Geruch?
- Was mag ich an dem Geruch?
- Oder mag ich den Geruch nicht?
- Wenn nein, was mag ich an dem Geruch nicht?
- Ist mir das Gel wirklich angenehm?
- Möchte ich es verwenden?
- Oder möchte ich ein anderes?

Durch solche Übungen soll der Klient lernen,
- sich Zeit für sich zu nehmen, sich Zeit zu nehmen für ein paar einfache Reflexionen, für eine Selbst-Besinnung;
- seinen Alltag nicht einfach automatisiert und „as usual" ablaufen zu lassen;
- sich zu fragen, was er wirklich will, ob etwas, was er tut, wirklich für ihn o. k. ist oder nicht;
- *dass* er Dinge und Handlungen hinterfragen kann, *dass* er nicht einfach etwas tun muss, weil er es bisher immer getan hat, sondern, dass er Abläufe in Frage stellen kann;
- dass er tatsächlich herausbekommen kann, was ihm gut tut, was er möchte oder nicht möchte.

Diese Übung soll der Klient im Alltag mit verschiedenen Situationen durchführen und zwar jeweils mehrfach, z. B.:

- Wenn er einen Auftrag erhält, soll er sich fragen: „Will ich das übernehmen? Ist das gut für mich? Werde ich davon profitieren? Oder stört mich das? Werde ich dadurch belastet oder belästigt?“
- Wenn er mit einem Partner zusammen ist, kann er sich fragen: „Was gefällt mir an der Situation? Kann ich die Situation genießen? Stört mich etwas? Wenn ja, was? Was würde ich mir wünschen? Was könnte der Partner für mich tun? Was würde mir gut tun?“
- Wenn der Klient sich in einer Situation befindet, von der er merkt, dass sie ihm unangenehm ist, dann kann er sich fragen: „Was stört mich an der Situation? Was möchte ich nicht? Was tut mir nicht gut? Was würde ich am liebsten ändern? Woran merke ich, dass mich etwas stört?“
- Das gleiche sollte der Klient aber auch in Situationen tun, in denen er sich deutlich wohlfühlt; sich fragen: „Welche Aspekte der Situation sind es, die mir gut tun? Was genau genieße ich? Woran merke ich, dass es mir gut geht?“

Der Therapeut sollte den Klienten bitten, Situationen aus folgenden Lebensbereichen auszuwählen:

- Aus dem Berufsalltag.
- Aus dem Freizeitbereich.
- Aus der Partnerschaft.

Jede Situation wird wieder konkret beschrieben und so konkret wie möglich vorgestellt, und der Therapeut geht dann mit dem Klienten Fragen durch:

- Wie wirkt die Situation auf Sie?
- Was löst die Situation in Ihnen aus?
- Ist Ihnen die Situation eher angenehm oder eher unangenehm?
- Was an der Situation macht diese angenehm oder unangenehm?
- Was spüren Sie? Spüren Sie etwas in Ihrem Körper? Wie fühlt sich das an? Wo fühlen Sie es?
- Was würden Sie in der Situation am liebsten tun?
- Was sollten die anderen Personen tun?
- Wie sollte sich die Situation ändern?
- Wie wäre die Situation für Sie ideal?

Bezüglich der Bearbeitung der Alienation siehe auch die Überlegungen und Vorgehensweisen bezüglich der Konzepte „Achtsamkeit“ (vgl. Anderssen-Reuster, 2007; Fasbender, 2009; Grossmann, Niemann, Schmidt & Walach, 2004; Hayes et al., 2002; Hayes, Strohsal & Wilson, 2007; Heidenreich & Michalak, 2004; Michalak, Meibert & Heidenreich, 2007; Segal, Williams & Teasdale, 2002; Shapiro, Schwartz & Bonner, 1998; Wurll, 2007).

5 Illustration der Therapieprinzipien an Transkripten

Hier sollen die therapeutischen Vorgehensweisen und Strategien an therapeutischen Transkripten illustriert werden.

5.1 Eingangsgespräch

5.1.1 Der Fall

An einem Klienten mit ZWA, 56 Jahre alt, Ingenieur, soll illustriert werden, wie ein Therapeut ein Erstgespräch führen kann. Der Klient kommt wegen massiver beruflicher Probleme in die Therapie.

5.1.2 Das Transkript

Th1: Was führt Sie zu mir?

Kl1: Ja ich weiß auch nicht so genau. Im Grunde hat mein Arzt mir empfohlen, mal zu Ihnen zu kommen. Ich hab in letzter Zeit Schlafstörungen und Konzentrationsprobleme und auch Probleme auf der Arbeit, es geht mir nicht gut. Mein Arzt sagte, ich hätte ein Burn-Out und ich sollte mal zum Psychologen gehen.

Th2: Das klingt ja nach einem unangenehmen Zustand, den Sie gerne anders hätten.

Kl2: Ja, im Augenblick ist es auch nicht gut. Ich merke, ich bin gereizt und belastet und auch reizbar, also ich explodiere dann und das ist sonst gar nicht meine Art, das will ich eigentlich auch gar nicht. Ich habe das Gefühl, schon bei Kleinigkeiten rege ich mich auf und fühle mich einfach total angespannt.

Th3: Können Sie schildern, in was für Situationen diese Anspannung auftritt?

Kl3: Ja. Im Wesentlichen bei der Arbeit. Das habe ich dem Arzt ja auch schon gesagt. Das ist meine Situation, ich arbeite in einer Firma, wo ich Ausgänge kontrollieren muss, Produkte kontrollieren muss, und ich mache das eben gründlich. Ich will ja auch nicht, dass irgendjemand zu Schaden kommt und dass die Firma einen schlechten Ruf kriegt. Ich mache das ja auch schon 15 Jahre und ich habe das immer gut gemacht. In letzter Zeit gibt es eben Spannungen, weil mein Kollege meint, ich würde zu langsam arbeiten und würde mir zu viel Zeit nehmen und ich würde den ganzen Laden behindern. Dann ist auch noch der Chef zu mir gekommen und hat gesagt, machen Sie mal schneller, aber schneller machen würde heißen, ich kann meine Standards nicht mehr einhalten, ich kann nicht gründlich sein, und ich finde das geht gar nicht. Ich habe also pausenlos Ärger mit den Kollegen, die sagen, du behinderst den ganzen Betrieb, die sind teilweise sauer auf mich und reden nicht mehr mit mir und ich weiß einfach nicht, was ich machen soll. Ich kann doch nicht einfach jetzt schlampig arbeiten, nur weil manche Leute meinen, ich sollte das tun.

Th4: Das heißt, das was im Moment von Ihnen verlangt wird, schneller zu arbeiten und weniger gründlich, ist das, was für Sie gar nicht in Frage kommt.

Kl4: Nein, das kommt überhaupt nicht in Frage. Das kann ich doch nicht machen. Das sind Produkte, da hängt der ganze Ruf der Firma dran, und wissen Sie, wenn da mal irgendwas schief geht, dann bin ich derjenige, der die Verantwortung letztlich trägt.

Th5: Und es ist Ihnen ganz wichtig, das auch ordentlich zu machen, wirklich gründlich zu prüfen, damit Ihnen nichts entgehen könnte.

Kl5: Absolut, ja. Ich meine, das wissen Sie ja auch, wenn man gründlich sein will, kann man nicht schnell sein. Aber wenn man sich die Sachen nochmal genauer anguckt und auf Fehler achtet und nochmal guckt, dann dauert das einfach. Das sehen aber die Kollegen nicht ein. Ich habe dann gefragt, wollt ihr denn hinterher im Grunde alles ausbaden, wenn die Firma den Bach runtergeht, weil wir einen schlechten Ruf kriegen oder so? Dann sagen sie, ach das ist doch Quatsch, unsere Produkte sind so gut. Woher wissen Sie, dass die Produkte gut sind? Ich bin dafür da, um festzustellen, ob das so ist.

Th6: Sozusagen Vertrauen ist gut, Kontrolle ist besser und es geht in dem Fall nicht, dass man einfach darauf vertraut, dass es schon gehen wird, dass man auf das Beste hofft.

Kl6: Nein, das geht gar nicht. Und ich weiß jetzt nicht, was ich machen soll. Wie gesagt, ich merke auch, das belastet mich, ich kann nicht mehr schlafen, ich habe Einschlafschwierigkeiten, aber naja, jetzt hat der Arzt mich hergeschickt, was soll ich denn machen?

Th7: Ich finde das ist erst mal eine total gute Idee, dass Sie hergekommen sind und wir das Problem zusammen beleuchten können, weil das scheint ja ein ziemliches Dilemma zu sein. Auf der einen Seite sagen Sie, nach der langjährigen Erfahrung, die Sie haben, kommt Ihnen die Art, wie Sie arbeiten, eigentlich alternativlos vor, und dass es eigentlich das Einzige ist, dass Sie vor sich verantworten können, so gründlich zu arbeiten. Auch auf die Gefahr hin, dass es länger dauert. Auf der anderen Seiten sagen Sie aber auch, die Konflikte mit den Kollegen stören Sie, ärgern Sie.

Kl7: Stören ist noch zu gering, das ist eine massive Belastung. Ich meine, ich weiß nicht, wie es Ihnen geht, aber wenn plötzlich alle gegen Sie sind und sagen, mach mal voran, du behinderst uns, als wollte ich sie behindern, das will ich doch gar nicht, das ist doch gar nicht der Punkt.

Th8: Jaja, es geht Ihnen nicht darum, die zu behindern, sondern einfach darum, dass Sie Ihre Arbeit in Ruhe machen können, aber Sie stellen fest, es kommt anders rüber.

Kl8: Ich versuche das ja auch, klar zu machen, aber die begreifen das einfach nicht, die sagen immer, eigentlich habe ich das Gefühl, die hätten am liebsten, der Job von mir würde gestrichen und die Produkte würden ohne Kontrolle rausgehen.

Th9: Dass man Sie quasi als Störfaktor raus hätte aus dem Unternehmen?

Kl9: Ja genau. Und das ist natürlich auch unangenehm, ich meine, möchten Sie ein Störfaktor sein? Also ich finde, das ist auch eine Abwertung.

Th10: Da haben Sie dann den Eindruck, ihre Arbeit wird gar nicht gewürdigt, dass Ihnen nicht zugestanden wird, was Ihnen zustehen würde.

Kl10: Überhaupt nicht geschätzt ja. Ich habe immer das Gefühl, dass die anderen sagen, du bist überflüssig, du störst.

Th11: So wie Sie die Situation schildern, kann ich mir vorstellen, dass es sehr unangenehm ist, aber mir wäre besonders wichtig zu verstehen, wie es für Sie ist, weil da geht es letztendlich drum, was bei Ihnen diesen Druck ausmacht.

Kl11: Ja, das habe ich ja schon gesagt. Also im Grunde sind es die anderen, wenn die mich machen lassen würden oder die gleichen Vorstellungen hätten wie ich, dann hätte ich das Problem ja nicht. Und ich versuche ja, denen auch klar zu machen, wie wichtig das ist, dass man das nicht anders machen kann, aber ich habe das Gefühl, ich rede gegen eine Wand.

Th12: Das haben Sie schon ausführlich probiert, aber die sagen alle, das funktioniert nicht und eigentlich haben Sie die Vorstellung, wenn die sich ändern würden, wäre das Problem gelöst.

Kl12: Natürlich, jaja, wenn die im Grunde einsehen würden, wie wichtig der Job ist, und dass man nun mal Zeit braucht, wenn man den Job richtig machen will, dann würden die mir Zeit geben und die Klappe halten. Besonders geärgert hat mich, dass der Chef jetzt auch noch ankommt. Bisher hatte ich das Gefühl, der ist zumindest auf meiner Seite und schützt mich und jetzt fängt der auch noch an mit dieser Scheiße.

Th13: Zumindest von Ihrem Chef hätten Sie sich Rückhalt gewünscht.

Kl13: Da habe ich wirklich kurz gedacht, die können mich doch wirklich auf gut Deutsch mal am Arsch lecken und ich werfe denen die ganzen Brocken vor die Füße und dann sollen die sehen, wie sie klar kommen.

Th14: Ich kann mir aber vorstellen, dass Weggehen auch nicht in Frage kommt für Sie, weil dann müssten Sie ja hinterher die Situationen denen überlassen, die alles schlampig machen.

Kl14: Ne, wie soll ich sagen, wenn ich da weg ginge oder so, dann hätte ich das Gefühl, ich hab kapituliert.

Th15: Das ist Ihnen wichtig, nicht zu kapitulieren, sondern das Ding durchzuziehen.

Kl15: Ja, dann hat sozusagen die Schlamperei gesiegt.

Th16: Das wär für Sie das schlimmste Szenario, wenn das passieren würde?

Kl16: Ja, was heißt das Schlimmste, aber das wäre schon hart. Das würde ich auch nicht wollen. Wenn die mich entlassen, könnte ich natürlich nichts machen, aber freiwillig das Feld räumen kommt nicht in Frage.

Th17: Ja aber das ist ja wirklich eine schwierige und sehr komplexe Situation, wenn das einfach wäre, da mal eben eine Lösung zu finden, dann hätten Sie das ja längst gemacht.

Kl17: Ja, aber ich meine, der Arzt hat mich jetzt zu Ihnen geschickt, ich weiß jetzt auch nicht, ich kann Ihnen das alles schildern, aber Sie können die anderen ja auch nicht ändern.

Th18: Da haben Sie völlig Recht, aber was wir machen können ist, uns das genau anschauen, wie ist das für Sie, was können Sie machen, wie können Sie sich verhalten.

Kl18: Mehr als ich Ihnen jetzt gesagt hab, kann ich Ihnen nicht dazu sagen. Ich habe Ihnen ja schon gesagt, ich merke, dass mich das stark belastet, bis in den Schlaf hinein. Da frage ich mich oft, was wird morgen sein, was wird da wieder für ein Scheiss auf mich zukommen? Dann ist es fast nicht mehr möglich einzuschlafen, dann habe ich Schlaftabletten, aber wissen Sie, ich will eigentlich keine Schlaftabletten nehmen, ich merke nur im Augenblick, ich kann gar nicht anders. Sonst würde ich im Grunde gar nicht mehr klar kommen, gar nicht mehr schlafen, das geht ja auch nicht.

Th19: Wenn ich Sie richtig verstehe, in der Situation, wenn sich da nichts ändert, können Sie sich überhaupt nicht mehr vorstellen, zufrieden zu werden und wieder schlafen zu können.

Kl19: Auf keinen Fall, ich wüsste nicht, wie das gehen sollte. Wenn ich das machen würde, was die anderen wollen, dann könnte ich gar nicht mehr schlafen, glaube ich. Dann würde ich mir ständig Gedanken machen, da passiert irgendwas und ich habe letzten Endes den schwarzen Peter. Ich stehe dann dafür gerade, ich verstehe überhaupt nicht, dass die anderen das nicht kapieren.

Th20: Das ist für Sie nicht nachvollziehbar, dass das nicht in deren Köpfe reingeht.

Kl20: Nein! Ich meine, das ist doch einfach so, dafür bin ich doch da, dafür wurde ich ursprünglich eingestellt. Dafür, für Ordnung zu sorgen. Also für guten Output eigentlich. Und jetzt kommt man und sagt, du bist überflüssig.

Th21: Und dieser Rolle wollen Sie nachkommen und sagen, es gibt eigentlich nur einen richtigen Weg, das zu machen. Aber nochmal zurück zu ihrer Frage, die Sie gerade geäußert haben, Sie haben ja gefragt, was sollen Sie noch machen und wie können Sie etwas verändern? Ich glaube ehrlich gesagt, auch wenn Sie sich das im Moment gar nicht vorstellen können, dass es theoretisch möglich wäre, in der Situation zu bleiben. Wir könnten ja mal darüber nachdenken, wie Sie anders mit der Situation umgehen könnten.

Kl21: Das kann ich mir wirklich nicht vorstellen.

Th22: Ja, kann ich verstehen. Weil das für Sie so eine sonnenklare Sache ist, dass es eine himmelschreiende Ungerechtigkeit ist.

Kl22: Finden Sie das nicht?

Th23: Also ganz ehrlich, ich könnte mir vorstellen, nicht dass so was an mir vorbei geht, aber dass es mich weniger belasten würde. Aber ich kriege mit, dass es Sie sehr stark belastet und ich glaube nicht, dass es so sein muss.

Kl23: Ja, aber ich habe keine Ahnung, wie mich das nicht belasten soll. Sie sagen im Grunde, das ist mein Bier, das sind meine Standards und das mag ja auch sein, aber im Grunde muss man ja auch sagen, ich bin dafür ja auch angestellt. Man sagt mir jetzt im Grunde, dass ich was eigentlich machen soll, soll ich nicht machen.

Th24: Das stell ich mir auch ganz schön kränkend vor.

Kl24: Ja, es ist kränkend.

Th25: Sie können die Logik dahinter überhaupt nicht nachvollziehen.

Kl25: Es gibt keine Logik dahinter. Das ist doch Blödsinn, dafür bin ich doch da. Und jetzt will man einen höheren Output und mehr Geld verdienen, und dann sagen wir o. k., dann sind wir an der Stelle mal schlampig.

Th26: Ich würd gerne mal verstehen, also rein theoretisch, ich verstehe, dass Sie sich das nur schwer vorstellen können, aber rein theoretisch – Sie würden anfangen, schlampiger zu arbeiten, wie wäre das für Sie?

Kl26: Furchtbar. Also das geht ja gar nicht. Ich kann mir das nicht mal vorstellen, wie das aussehen könnte. Ich wüsste auch gar nicht, wie ich das machen sollte. Da müsste ich mir vornehmen, nicht mehr genau hinzugucken oder so. Dann käme ich mir komplett überflüssig vor.

Th27: Überflüssig im Sinne von, ihre Arbeit nützt dann auch niemand mehr?

Kl27: Nützt dann auch nichts mehr, genau. Wozu soll ich das machen, wenn ich nicht hingucke, dann kann ich auch schlafen, dann brauche ich auch gar nicht mehr da zu sein.

Th28: Das käme Ihnen vor wie gar nicht mehr zu arbeiten.

Kl28: Entweder ich mache die Sache ordentlich oder ich mache sie gar nicht. Dazwischen gibt es doch nichts.

Th29: Aber Sie stellen fest, für andere Personen scheint es dazwischen durchaus etwas zu geben.

Kl29: Jaja, aber das kann ich eben nicht nachvollziehen. Wenn Sie kontrollieren, wenn Sie Arzt werden, dann arbeiten Sie entweder ordentlich oder gar nicht. Das wird doch jedem einleuchten.

Th30: Ja, das sind spannende Fragen, aber so wie ich Ihre Kollegen verstehe, sagen die oder sagt Ihr Chef, dass was die Ihnen vorschlagen, sei gar nicht schlampig, sondern sei auch noch in Ordnung, so verstehe ich ihn.

Kl30: Wissen Sie, dafür bin ich doch da, um das zu beurteilen. Wenn ich das nicht beurteilen sollte, hätte man mich doch gar nicht eingestellt. Und jetzt kommen sie und sagen, deine Standards sind Blödsinn und du musst das nicht so machen. Ja, da muss ich sagen, dann sollen sie mich doch entlassen. Was soll ich denn sonst überhaupt in diesem Job?

Th31: Es ist Ihnen einfach total wichtig, wenn man Ihnen eine Aufgabe anvertraut, dass Sie die auf eine Art erledigen können, die Sie persönlich finden, dass Sie das entscheiden können.

Kl31: Ja genau, ich finde das auch total blöd, dass die mir sagen, das ist deine Marotte. Das ist keine Marotte, dafür bin ich da.

Th32: Ja, und ich merke auch, wie viel Ärger das bei Ihnen auslöst und dass das der Ärger ist, der Sie nachts wach hält.

Kl32: Ich find's auch blöd, dass ich mich ärgere. Ich ärgere mich eigentlich sonst nicht. Der Ärger ist eigentlich überflüssig. Aber an der Stelle kann ich auch einfach nicht anders, als mich zu ärgern. Ich kann nicht anders, als zu sagen, das was die mir erzählen, ist einfach hirnrissig.

Th33: Sie wären gerne gelassen, aber Sie sagen eigentlich in dem Zusammenhang ist es für Sie nicht möglich, gelassen zu bleiben.

Kl33: Gelassen zu bleiben?

Th34: Dazu müssten Sie all Ihre Standards aufgeben.

Kl34: Am Anfang habe ich gedacht, es perlt an mir ab oder die können mich mal, da waren es nur ein oder zwei, die was gesagt haben, da dachte ich mir, ihr wart ja schon immer die Chaoten in der Firma gewesen, das muss man ja auch nicht ernst nehmen, was die sagen. Aber jetzt sagen das eigentlich alle.

Th35: Das heißt, Sie hatten am Anfang gehofft, das sind so Sachen, die vorbei gehen, die werden nicht das Sagen haben, die werden keine Kontrolle haben oder über die Situation kriegen. Aber jetzt haben Sie so langsam das Gefühl, die sind in der Mehrheit, selbst der Chef wendet sich jetzt gegen Sie.

Kl35: Jetzt sind eigentlich alle dagegen. Aber ich will einfach nicht, ich will einfach nicht schlampig werden. Weil schlampig, nachlässig, guckt nicht genau hin, ich muss Ihnen sagen, der Gedanke ist mir schon ein Gräuel. Da kann ich es wirklich gleich lassen.

5.1.3 Kommentar

Aufgabe des Therapeuten ist es zunächst, den Klienten abzuholen, zu verstehen, Verständnis zu kommunizieren: Der Klient soll sich verstanden und akzeptiert fühlen. Konfrontationen oder inhaltliches Hinterfragen sind hier noch nicht möglich.

Kl1: Die Aussage macht deutlich, dass der Klient nicht weiß, was er bei einer Therapeutin soll: Wahrscheinlich ist er einer Therapie gegenüber skeptisch.

Th2: Die Therapeutin realisiert Empathie, unterstellt dem Klienten aber auch schon im ersten Statement Motivation, was sehr wesentlich ist.

Kl2: Der Klient hat aktuell hohe Kosten, an denen man therapeutisch ansetzen kann.

Th3: Die Therapeutin versucht, eine konkrete Situation als Ausgangspunkt für eine Problemdefinition zu finden.

Kl3: Der Klient ist kooperativ. Der Klient macht sofort seine zwanghafte Verarbeitungsstruktur deutlich. Und der Klient macht deutlich, dass sein Verhalten zu hohen sozialen Kosten führt; dass diese Kosten ihn zwar belasten, jedoch nicht dazu führen, dass er sein Handeln ändert.

Th4: Die Therapeutin macht deutlich, dass sie die zentralen Aspekte des Klienten versteht.

Th5: Die Therapeutin geht auf das innere Bezugssystem des Klienten ein: Damit holt sie den Klienten ab und macht deutlich, dass sie wesentliche Aspekte seiner Verarbeitung versteht.

Kl5: Der Klient macht dann auch deutlich, dass er sich verstanden fühlt. Der Klient äußert hier „Rechtfertigungen“ für sein Handeln; er macht Normen eher implizit deutlich; er macht eher klar, dass sein Handeln „aus sachlichen Notwendigkeiten heraus erfolgt“. Dies ist eine sehr häufige Strategie bei ZWA: Sie tun Dinge nicht, weil sie es wollen oder müssen, sondern „weil sie so getan werden müssen“. Damit werden die Normen zusätzlich geschützt.

Th6: Die Therapeutin geht mit, sie versucht, das Denken des Klienten nachzuvollziehen, ohne seine Realitätssicht zu bestätigen. Mehr an Interventionen ist nicht möglich, da der Klient in einem starken Rechtfertigungsmodus ist, wird er sehr schnell auf alles, was ihn noch stärker in Frage stellt, reaktant reagieren. Er gibt der Therapeutin Verantwortung: „Was soll ich machen?“

Th7: Die Therapeutin darf hier auf keinen Fall Lösungen anbieten, denn das würde den Klienten mit Sicherheit „triggern“: Vielmehr versucht sie, vorsichtig die Kosten salient zu machen.

Kl7: Darauf lässt sich der Klient ein; allerdings mit einer starken externalen Attribution.

Th8–10: Die Therapeutin macht deutlich, dass sie versteht, dass der Klient die Reaktion der Kollegen als starke Abwertung empfindet.

Th11: Nun versucht die Therapeutin, da der Klient bisher mitgeht, eine vorsichtige Internalisierung: Dies kann jedoch schon „an die Kante des Möglichen“ gehen. Es muss aber immer klar sein: Wo die Kante des Möglichen ist, ist immer eine empirische Frage. Man weiß es erst, wenn man es getestet hat.

Kl11: Die Kante des Möglichen ist erreicht: Der Klient folgt der Frage nicht, sondern bleibt external.

Th12: Also bleibt die Therapeutin zunächst einmal beim Klienten.

Kl13: Nun wird der Ärger des Klienten deutlich: Die Emotion Ärger lassen Klienten mit ZWA recht häufig zu, da sie annehmen, dass sie sich zu Recht ärgern und dass sie dazu legitimiert sind. Ärger wird damit deutlich weniger kontrolliert als andere Emotionen. Ärger weist jedoch auf bestimmte Appraisal-Prozesse hin (Sachse & Langens, 2014), die man nun prinzipiell klären könnte.

Th17: Die Therapeutin zollt dem Klienten Respekt, indem sie deutlich macht, dass sie dem Klienten viel zutraut und indem sie anerkennt, dass die Situation wirklich für ihn schwierig ist.

Kl17: Der Klient macht deutlich, dass er nicht weiß, was er beim Therapeuten soll und dass er auch nicht glaubt, dass ein Therapeut ihm helfen kann.

Th18: Ein Therapeut sollte die Skepsis des Klienten akzeptieren, dann aber ein Angebot machen. Hier macht die Therapeutin auch noch deutlich, dass sie die Probleme des Klienten nicht lösen kann, dass aber sie beide an einer Lösung arbeiten können.

Kl18: Wie der Klient, so sagen viele ZWA, man könne über das Problem nicht mehr sagen. Dieses Statement schützt vor weiterer Klärung; jedoch sind die Klienten hier durchaus ambivalent, denn sie wollen ja eine Lösung, eine Reduktion ihrer Kosten. Und auf diese Ambivalenz kann ein Therapeut eingehen, indem er dem Klienten nicht zustimmt, sondern davon ausgeht, dass man durchaus noch viel mehr verstehen und klären kann.

Th19: Implizit unterstellt die Therapeutin dem Klienten wieder Änderungsmotivation: Das ist eine gute Motivationstechnik (Sachse, Langens & Sachse, 2012).

Kl20: Wieder wird deutlich, dass der Klient sich „hinter Aspekten der Realität“ verschanzt: Er sieht noch gar nicht, dass er die Standards setzt und diese nicht „von der Realität“ vorgegeben werden – obwohl ja völlig klar ist, dass alle anderen es völlig anders sehen. Seine Ansicht steht damit im Grunde in krassem Widerspruch zur Realität – und damit wird auch deutlich, dass seine Interpretation eine starke psychische Schutzfunktion hat.

Th21: Die Therapeutin führt hier eine lösungsorientierte Vorgehensweise ein: Das ist bei ZWA oft wichtig, um ihnen den Eindruck zu vermitteln, Dinge kontrollieren zu können und Situationen nicht ausgeliefert zu sein: Denn solche Interpretationen schüren Angst und Angst verstärkt die Normorientierung.

Th23: Hier macht die Therapeutin klar, dass sie die Situation möglicherweise anders interpretieren würde als der Klient, dass sie aber die Sichtweise des Klienten verstehen und akzeptieren kann.

Kl23: Immerhin sieht der Klient hier, dass es seine Standards sind, möchte diesen Gedanken jedoch nicht vertiefen.

Th26: Die Therapeutin realisiert die „Technik des Voraussetzens“: Eine „Was-wäre-wenn-Technik“, bei der der Klient sich eine befürchtete Situation vorstellen soll und schauen soll, was diese Vorstellung in ihm auslöst: Falls sie funktioniert, führt sie meist zu einer Schema-Aktivierung und zu entsprechenden Kognitionen, die man dann klären kann. Hier kann sie aber auch an die Kante des Möglichen führen: Dennoch setzt ein Therapeut durch solche Fragen Marker: Er macht deutlich, welche Arten von Fragen prinzipiell wichtig sind und welchen Fragen man irgendwann einmal folgen sollte. Daher sollte der Therapeut solche Marker wieder und wieder setzen, auch wenn er weiß, dass der Klient die Fragen jetzt noch nicht beantworten wird.

Kl26: Und in der Tat ist die Frage an der Kante des Möglichen.

Kl28: Der Klient macht seine Art des dichotomen Denkens deutlich.

Th29: Die Therapeutin stellt diese Konstruktion vorsichtig in Frage.

Kl29: Und wieder geht der Klient in eine Realitätskonstruktion, um von seinen Standards abzulenken: Therapeuten sollten auf keinen Fall anfangen, das mit den Klienten zu diskutieren (Vorsicht: Falle!).

Th30: Und das tut die Therapeutin dann auch nicht: Sie geht respektvoll mit dem Inhalt um, lenkt den Klienten aber darauf, dass die Realität eigentlich anders ist.

Kl30: Der Klient beharrt auf seiner Sichtweise.

Th31: Woraufhin die Therapeutin deutlich macht, dass der Klient die Standards setzt und dass sie das auch gar nicht hinterfragt.

5.2 Klärung

5.2.1 Der Fall

Die Klientin, 32 Jahre, kommt in Therapie wegen Problemen auf der Arbeitsstelle. Das Transkript stammt vom Beginn der 20. Therapiestunde. Die Therapeut-Klient-Beziehung ist vertrauensvoll.

5.2.2 Das Transkript

Th1: Ja Frau X – woran wollen Sie heute arbeiten? Wo sollen wir wieder einsteigen?

Kl1: Ja, wir können ja nochmal bei dem beruflichen Thema gucken.

Th2: Ja, das wäre schön. Was wäre denn da für Sie ein Thema, worum könnte es gehen? Was ist da ein interessanter Aspekt, den Sie sich nochmal anschauen möchten?

Kl2: Na, wir hatten ja letzte Woche nochmal darüber gesprochen, wie das so ist mit Überstunden machen und wie das ist mit eventuell mal mehr Kontakt zu Kollegen aufnehmen auch in den Pausen, aber …

Th3: Das heißt Sie denken darüber nach, weniger Überstunden zu machen und mehr Kontakt aufzunehmen?

Kl3: Ja, das ist nicht so einfach. Also, ich glaube letztendlich, dass das, dass ich da sehr, sehr wenig Spielraum habe, wenn ich meine Arbeit ordentlich machen will. Also ich glaube tatsächlich, dass die Überstunden einfach notwendig sind und es anders nicht geht und natürlich kann ich dann manchmal auch nicht bei so was mitmachen wie Betriebsausflügen und natürlich bin ich in der Mittagspause nicht so lange mit den Kollegen in der Teeküche wie …

Th4: Aber ich merke, dass Sie anfangen, darüber nachzudenken. Dass Sie denken: Ja, ich habe wenig Spielraum, aber Sie denken auch darüber nach, wie könnte ich den Spielraum nutzen?

Kl4: Ja, ich frage mich, ob es vielleicht ein kleines bisschen mehr geben würde. Aber mir ist schon wichtig, dass ich da wirklich aufpasse und dass ich dann nicht am Ende irgendwo reinrenne, wo es ungünstig wird.

Th5: Also, ich muss Ihnen an dieser Stelle sagen, ich finde das auch völlig in Ordnung, wenn Sie da aufpassen. Ich denke, das ist auch o. k., dass Sie da auch Ihre eigenen Grenzen nicht überschreiten. Andererseits finde ich es aber auch toll, dass Sie sagen: Ich könnte mal drüber nachdenken, könnte ich den Spielraum vielleicht ein bisschen mehr für mich nutzen.

Kl5: Ja.

Th6: Was könnte das denn sein, Spielraum für sich selbst mehr nutzen? Wir könnten ja einfach nochmal drüber nachdenken. Mir wäre auch immer wichtig Ihnen zu sagen, dass wenn Sie jetzt irgendeine Idee hätten, müssen Sie die ja nicht sofort umsetzen. Es ist ja immer noch Ihre Entscheidung, ob Sie dann sagen, ich tue es nicht. Aber ich finde es toll, dass Sie sagen, ich könnte mal drüber nachdenken, ich könnte einfach mal gucken und dann kann ich mich immer noch entscheiden.

Kl6: Naja, wir reden ja nur drüber. Wir gucken ja erst mal.

Th7: Eben, das ist ja gut.

Kl7: Also, was für mich immer klar sein muss, dass ich die Arbeit ordentlich mache. Das ist einfach, daran führt kein Weg vorbei. Also, dass ich meine Arbeitstätigkeiten wirklich ordentlich mache, die Vorgänge kontrolliere und jetzt nicht irgendwie anfange zu sagen: Ach das geht schon so. Aber …

Th8: Ja, ich denke auch, dass es für Sie nicht ginge, wenn Sie jetzt sagen: Ich werde jetzt schlampig.

Kl8: Ja, auf gar keinen Fall. Aber vielleicht könnte man ja trotzdem, tatsächlich noch ein bisschen mehr Zeit mit Kollegen hinkriegen.

Th9: Ja!

Kl9: Vielleicht geht das dann ja eher in den Pausen oder …

Th10: Ich habe den Eindruck, Sie würden das gerne, dass Sie auf Ihr Gefühl gucken. Das wäre was, wo Sie denken, das könnte Spaß machen und das würde was bringen?

Kl10: Naja, ich bin in den letzten Jahren auch gut ohne ausgekommen. So ist es nicht.

Th11: Das ist mir klar. Aber man kann ja auch ohne alles auskommen, ist halt nur die Frage, ob es schön ist.

Kl11: Naja, es ist halt schon so, wenn ich manchmal so sehe, wie die anderen so miteinander sich unterhalten, dann denke ich manchmal: Die wirken ganz glücklich dabei.

Th12: Mmh und Sie denken, es könnte Sie möglicherweise auch zufriedener machen?
Kl12: Vielleicht, ich habe es ja nie … ich habe da ja nie viel Wert drauf gelegt.
Th13: Deshalb sollten Sie es jetzt vielleicht tun.
Kl13: Manchmal denke ich schon, ich kriege so wenig mit von den anderen und die kriegen wenig von mir mit.
Th14: Ja, ja, ja, dann schauen wir doch mal. Was können Sie sich vorstellen, wo können Sie was ändern? Was wäre noch denkbar, was wäre möglich? Wir machen einfach mal ein Brainstorming. Wie gesagt, Sie müssen es ja nicht umsetzen, aber ich fände es toll, wenn Sie einfach mal Fantasie hätten. Was könnten Sie machen? Was würden Sie gerne machen?
Kl14: Naja, vielleicht könnte man mal, wenn man sich in der Teeküche trifft oder so mal, vielleicht könnte ich mich länger mit den Kollegen unterhalten, bevor ich dann wieder an die Arbeit zurückgehe. Ich meine, ich muss dann schon auf die Uhr gucken, dass es nicht zu lange wird, aber vielleicht könnte ich dann so ein bisschen …
Th15: Sich ein bisschen mehr Spielraum verschaffen.
Kl15: Vielleicht.
Th16: Können Sie sich das vorstellen? Mir wäre es wichtig, dass Sie einfach mal gucken, wenn Sie sich vorstellen, wie geht es Ihnen damit? Haben Sie irgendwie eine Vorstellung, das fühlt sich gut an oder das fühlt sich nicht gut an? Dass Sie einfach für sich mal so klären, was hätte ich davon.
Kl16: (Pause) Naja, ich bin da ja nicht besonders geübt drin, aber …
Th17: Aber das muss Sie ja nicht abhalten, Sie können ja trotzdem versuchen. Ich würde Ihnen das auch zutrauen, dass Sie das können.
Kl17: Naja gut, ich fände es vielleicht schön, wenn man so ein bisschen mehr mitkriegen würde von den Kollegen.
Th18: Ja.
Kl18: Weil sonst geht das so stark an mir vorbei. Dass ich nicht weiß, was machen die so und wie leben die. Und man kennt sich jetzt ja doch schon ein paar Jahre. Also da gibt es auch Personen, die möchte ich gar nicht näher kennenlernen. Aber da sind so ein, zwei bei, die glaube ich auch ganz nett sind.
Th19: Ja, Sie haben auch das Gefühl, das könnte sich lohnen, die mal etwas näher kennenzulernen, das könnte angenehm sein, das könnte Spaß machen.
Kl19: Ja, vielleicht hat man doch gemeinsame Themen, über die man reden kann. Und manchmal dann so, ich mache meine Pause ja fast immer in meinem Büro, das hat auch den Vorteil, dass ich dann wenig Zeit für die Pause brauche. Aber natürlich wie gesagt, bin ich so ein bisschen isoliert.
Th20: Ja, auch da merken Sie ja, das hat Vor- und Nachteile. Einerseits können Sie gut auf die Pause achten und Sie werden nicht überziehen, das hat auch was, aber andererseits sagen Sie, die Isolierung ist eben nicht so angenehm auf die Dauer.
Kl20: Jaja, obwohl darum geht es ja eigentlich nicht. Ich bin ja da, um zu arbeiten. Ich meine, das ist meine Arbeitsstelle und ich werde da bezahlt und es geht ja nicht darum, dass ich da Sozialkontakte habe.
Th21: Ja, aber man muss sich bei der Arbeit ja nicht mehr knechten als notwendig.
Kl21: Naja, aber eben so viel wie notwendig.

Th22: (lacht) Gut, ja aber genau das ist ja die Frage, mit der wir uns jetzt befassen: Was ist notwendig und wo sind die Spielräume?

Kl22: Ja, das weiß ich eben auch nicht so genau.

Th23: Gucken Sie doch einfach mal. Was können Sie sich vorstellen, wo wären die Spielräume? Was würden Sie sagen, wäre für Sie vom Gefühl her noch o. k.?

Kl23: Naja, ich könnte ja sozusagen die Zeit, wenn ich mich mit Kollegen unterhalte, die könnte ich ja am Ende wieder dran hängen. Am Ende des Arbeitstages und dann eben länger bleiben, um das auszugleichen. Das könnte ich ja theoretisch machen.

Th24: Das wäre ja eine Option, wo Sie denken: O. k., wenn ich da mehr Zeit für die Kollegen verwende, könnte ich die hinten wieder dran hängen.

Kl24: Wenn das dann mit den Vorgängen geht, die ich gerade bearbeite. Wenn die irgendwie an dem Nachmittag fertig werden müssen, dann geht es nicht.

Th25: Aber mal angenommen, es würde gehen und Sie stellen sich das mal vor, Sie brauchen mehr Zeit für Kollegen, haben Kontakte, lernen die kennen und hängen die Zeit hinten dran. Fühlt sich das für Sie o. k. an?

Kl25: (überlegt) Ja, es wäre mal was anderes. Ob es mir dann gefällt, weiß ich auch nicht.

Th26: Aber Sie könnten es mal ausprobieren.

Kl26: Ich werde es mal ausprobieren.

Th27: Sie werden es ja nur wissen, wenn Sie es ausprobieren.

Kl27: Das ist richtig, ich könnte mal versuchen, ein Gespräch anzufangen. Ich weiß auch gar nicht so genau, ob die sich mit mir unterhalten wollen.

Th28: All das müssen Sie ausprobieren.

Kl28: Jaja, aber wenn die sich dann jeden Tag mit mir unterhalten wollen, dann müsste ich auch irgendwann wieder sagen: Stopp, ich muss jetzt arbeiten.

Th29: Also das heißt, es könnte sein, dass Sie sich auch wieder abgrenzen müssen. Wäre das schwierig? Macht Ihnen das Probleme?

Kl29: Ja, wenn ich dann der Person vor den Kopf stoße.

Th30: Würden Sie denn der Person vor den Kopf stoßen?

Kl30: Naja, es ist schon schwierig. Also, wenn ich da jetzt, ich stelle mir das so vor, da wird es Leute geben, die unterhalten sich gerne, und wenn die das dann gerne machen und ich dann drei Wochen später sagen muss: Ich muss jetzt wieder arbeiten. Vielleicht sind die dann vor den Kopf gestoßen. Oder wissen dann auch nicht mehr, was ich will.

Th31: Nur wenn Sie annehmen, Sie können die vor den Kopf stoßen, könnte man ja psychologisch denken, es hat zwei Gründe. Entweder die sind empfindlich oder Sie sind, in dem was Sie sagen, ungeschickt. Also, Sie formulieren es so, dass die anderen auch gekränkt sind. Würden Sie denn denken, dass Sie das tun?

Kl31: Achso, also Sie meinen, ich könnte das so freundlich formulieren, dass die Leute nicht …

Th32: Das wäre doch eine Idee. Also mal zu überlegen, ob Sie sich vorstellen können, Sie könnten das auch so formulieren oder so rüber bringen, dass die anderen sagen: Schade, dass sie jetzt nicht mit uns redet, aber wir haben Verständnis dafür.

Kl32: Mmh, ja man könnte das schon versuchen, sehr freundlich rüber zu bringen.

Th33: Könnten Sie es?
Kl33: Ich könnte es ja vorsichtig formulieren.
Th34: Ja. Warum sollten Sie denken, dass Sie es nicht schaffen, dass Sie es nicht können? Zweifeln Sie an Ihren Fähigkeiten?
Kl34: Na, ich glaube, ich kann das schon. Ich glaube nur, es ist halt dann nicht so ein klares Bild, was da rüber kommt. Es wirkt so unentschlossen.
Th35: Glauben Sie denn, dass die anderen nicht wissen, dass es im Wesentlichen um Arbeit geht? Und wenn Sie sagen: Ich habe jetzt Arbeit. Dass die denken: Scheiße, das verstehen wir nicht.
Kl35: Bei manchen meiner Kollegen habe ich Zweifel …
Th36: (lacht) Aber dann würden Sie sagen, das ist ein Problem der Kollegen, oder?
Kl36: Ja, ich glaube, gerade mit den Personen würde ich mich jetzt auch nicht unterhalten.
Th37: Eben! Das habe ich gerade auch so gedacht. Das heißt, um die geht es ohnehin nicht. Das heißt, wir müssen uns um die eigentlich keine Gedanken machen. Also gucken wir mal auf die, um die es geht. Und die wären verständnislos, glauben Sie?
Kl37: Naja, irritiert vielleicht schon.
Th38: Kann schon sein, die würden sich vielleicht aber auch dran gewöhnen, dass Ihnen die Arbeit auch wichtig ist.
Kl38: Mmh.
Th39: Das sind jetzt die zwei Fragen: Glauben Sie, die Kollegen hätten Verständnis dafür? Und die zweite Frage ist: Glauben Sie, dass Sie es so vermitteln können, dass die Verständnis hätten?
Kl39: Ich glaube, ich kann das schon. Ich frage mich nur, wenn wir jetzt so darüber reden, es ist ja alles schon ein bisschen kompliziert, ob das die Sache auch wert ist. Also, man muss dann ja … im Moment weiß ich ja, woran ich bin: Ich mache meine Arbeit und gut ist.
Th40: Ja, aber ist es wirklich so kompliziert? Also Sie trauen sich das zu, Sie würden es tun, und es ist eine Frage, ob es klappt oder nicht? Ist es wirklich so kompliziert?
Kl40: Nein, ich muss mal gucken. Ich glaube, ich würde da wirklich nochmal Zeit lassen.
Th41: Das ist völlig in Ordnung. Wie gesagt, es ist immer Ihre Entscheidung, das möchte ich immer betonen. Also Sie können gucken und wenn Sie sagen, ich muss es für mich nochmal ausprobieren oder durchdenken: Das finde ich in Ordnung, tun Sie das. Aber ich finde es auch toll, dass Sie es durchdenken. Sie sagen, es ist so kompliziert, es hört sich so an, als hätten Sie unglaubliche Zweifel, dass Sie das können. Das kann ich nicht nachvollziehen, ich traue Ihnen das ohne Weiteres zu.
Kl41: Natürlich kann ich das machen, aber dann bin ich plötzlich mit anderen Dingen beschäftigt. Dann frage ich mich schon während ich noch den letzten Fall bearbeite, ob ich gleich die Kollegin ansprechen soll oder nicht. Vielleicht lenkt mich das von der Arbeit ab. Ich weiß es nicht.
Th42: Das fällt mir etwas schwer zu verstehen: Warum sollte Sie das von der Arbeit ablenken? Sie können sich doch vornehmen, ich mache das gleich und dann konzentrieren Sie sich wieder. Sie können sich doch mit Sicherheit konzentrieren. Das leuchtet mir überhaupt nicht ein, dass Sie an der Stelle so sehr zweifeln.

Kl42: Also, Sie meinen im Sinne von klaren Grenzen: Wenn ich arbeite, arbeite ich, und wenn ich dann rede, konzentriere ich mich auf das andere.
Th43: Ehrlich, wenn ich da mal ehrlich sein soll. Ich denke, wenn einer klare Grenzen setzen kann und wenn einer sich auf Arbeit konzentrieren kann, dann sind Sie das.
Kl43: Ja gut, hat in den letzten Jahren ganz gut geklappt. Stimmt schon.
Th44: Das würde ich auch so sehen. Und deswegen fällt es mir etwas schwer nachzuvollziehen, dass Sie an der Stelle an sich zweifeln.
Kl44: Ja, aber bei der Arbeit fühle ich mich ja auch wohl, da bin ich in meinem Element. Aber dieses Reden mit den Kollegen ist so ein bisschen ungewohnt für mich.
Th45: Das ist neu. Das ist vollkommen richtig, das ist neu. Aber Sie sagen ja auch, es könnte sich lohnen. Man müsste, man könnte es doch einfach mal ausprobieren.
Kl45: Vielleicht fände ich es angenehm, ja.
Th46: Eben. Und das würde ich im Grunde sehr gerne unterstützen, dass Sie sagen: Ich würde gerne mal gucken, wo kann ich meine Freiräume erweitern, wo könnte ich was für mich tun? Und wenn Sie sagen, das ist Arbeit, ja, da gebe ich Ihnen Recht. Aber Sie haben ja Mittagspause, und die Mittagspause können Sie füllen, wie Sie wollen.
Kl46: Ja, klar. Sicher ist es meine Zeit und ich kann darüber entscheiden. Ob es so wichtig und so dringend ist, weiß ich nicht, aber …
Th47: Eben, aber auch das können Sie herausfinden.
Kl47: Na, gut.
Th48: Also, wie gesagt Sie müssen das ja nicht. Aber ich finde, wenn Sie über so etwas nachdenken, könnte es sich lohnen.
Kl48: Naja, es passiert ja erst mal nichts. Ich kann das ja steuern.
Th49: Eben, deshalb.
Kl49: Mmh.
Th50: Deshalb und ich denke es ist wichtig, dass Sie da auch das Zutrauen zu sich nicht verlieren, dass Sie jederzeit, wenn Sie denken, das ist nichts, können Sie sich immer noch anders entscheiden.
Kl50: Ja, das stimmt schon und ich glaube, im Notfall würde ich das dann auch. Notfalls würde ich für die Arbeit auch in Kauf nehmen, wenn ich dann jemand vor den Kopf stoße, dann würde ich auch sagen, es geht nicht anders. Hauptsache, ich kriege die Sachen abgearbeitet. Das stimmt schon, ja.
Th51: Dann können wir festhalten, notfalls würden Sie das tun. Notfalls haben Sie da Freiheitsgrade.
Kl51: Ja.
Th52: Und ob Sie das wirklich tun, jemandem vor den Kopf zu stoßen, das ist nochmal eine ganz andere Frage.
Kl52: Mmh.
Th53: Da haben wir sozusagen sogar die Position, wir wissen gar nicht, ob es schlimm ausgeht. Sie können es probieren, aber selbst wenn, könnten Sie auch damit leben.
Kl53: Ja, das wäre mir, damit könnte ich leben, doch. Dann würden die eben nicht mehr mit mir reden und dann wäre es wieder so wie früher.
Th54: (lacht) O.k., ja. Wie geht es Ihnen denn überhaupt mit der Idee? So etwas mal auszuprobieren.
Kl54: Mmh, es ist ungewohnt. Es ist so …

Th55: Ja, gewagt …
Kl55: Ich merke, ich beschäftige mich nicht so gerne damit. Es sind so viele Dinge, die man nicht weiß.
Th56: Unsicherheiten.
Kl56: Wie die ausgehen.
Th57: Ist ganz viel unsicher, ja?
Kl57: Mmh.
Th58: Ist denn das etwas, wo Sie denken, ich könnte da und damit leben, dass es unsicher ist? Oder macht Ihnen die Unsicherheit Angst?
Kl58: Mmh, ja ich finde das nicht angenehm, diese Unsicherheit, nicht zu wissen, wie reagieren die anderen und wie weit kann man gehen und …
Th59: Das ist so etwas, was Sie beunruhigt und wo Sie, was Sie auch zweifeln lässt. Mach ich's, mach ich's nicht.
Kl59: Ja, es kann immer so schnell zu Missverständnissen kommen zwischen Menschen oder jemand wird sauer und … Das ist eben nicht dieser Bereich bei der Arbeit, wo ich genau weiß, was ich mache und was kommt als nächster Schritt. Manchmal reagieren die Leute so, dass man es gar nicht einschätzen kann.
Th60: Ja, da haben Sie natürlich recht. Man kann nie komplett genau vorhersagen, wie jemand reagiert. Aber das ist im Grunde ja in allen Beziehungen so. In privaten Beziehungen wissen Sie ja auch nicht, wie ein Partner reagiert, den kennen Sie zwar lange, aber er kann auch noch ab und zu was tun, wo man denkt: Da war ich jetzt nicht drauf gefasst. Das ist aber ganz allgemein was, wo Sie sagen: Das ist nicht so gut für Sie, Sie hätten es eigentlich gerne anders. Sie würden es eigentlich gerne genau vorhersagen können.
Kl60: Ja, ich meine es ist doch eigentlich … Wenn man sachlich miteinander umgeht, kann der andere doch auch sachlich reagieren, aber so sind die Menschen ja nicht.
Th61: Na gut, manchmal will man ja auch nicht sachlich mit jemandem umgehen, da will man ja auch emotional sein.
Kl61: Aber warum sollte ich das tun wollen? Ich meine …
Th62: Wenn Sie sich in jemanden verlieben?
Kl62: Ja, also das ist die letzten Jahre eigentlich nie ein Thema für mich gewesen.
Th63: Ja, ja aber es ist eigentlich die Frage: Warum eigentlich nicht?
Kl63: Es macht ja alles noch viel komplizierter.
Th64: Ja, das tut es. Ja, ich gebe Ihnen Recht, das macht es komplizierter. Im Namen der Rose sagt William von Baskerville: Das Leben wäre ohne Liebe sehr einfach, aber sehr öde.
Kl64: Mmh, also ich glaube, da muss ich erst mal drüber nachdenken.
Th65: Das wäre sicher nicht schlecht.

5.2.3 Kommentar

Das Gespräch macht deutlich, dass die Klientin inzwischen ambivalent ist: Auf der einen Seite sind die Normen aktiv und machen der Klienten Vorschriften; auf der anderen Seite wird aber deutlich, dass die Klientin sich nach mehr Freiraum sehnt. Diese Ambivalenz macht sich in einem ständigen „Ja-aber“ bemerkbar.

Der Therapeut stärkt langsam und vorsichtig die „Freiheitstendenzen“, lässt der Klientin dabei aber starke Freiheit und betont immer wieder ihre Autonomie: Er betont jedoch immer wieder auch ihre Motivation, „mehr Freiheit zu wagen“, stärkt die Annäherungstendenz und aktiviert ihre Ressourcen. Der Therapeut bleibt „an der Kante des Möglichen“ und „pusht“ die Klientin nie, denn das würde nur Reaktanz auslösen. Damit steuert der Therapeut „straight“, aber vorsichtig, immer die Annäherungstendenz stärkend und komplementär zur Autonomie.

Kl2: Hier thematisiert die Klientin den Konflikt: Arbeit gemäß der Normen absolvieren vs. mehr Freiheiten schaffen: Dieser Konflikt ist das zentrale Thema.
Th3: Der Therapeut steuert, indem er die Tendenzen der Klientin etwas stärker akzentuiert, als die Klientin dies tut; damit verstärkt er von Anfang an die Annäherungstendenz der Klientin.
Kl3: Hier wird deutlich, dass die Klientin stark gegen ihre Normen angehen muss, um für sich Freiheitsgrade zu schaffen: Es wird ein hartes und langes Stück Arbeit!
Th4: Der Therapeut „hält die Klientin konsequent am Konflikt“ und führt sie immer wieder dort hin und unterstellt ihr Tendenzen in Richtung Freiräume.
Kl4: Die Klientin geht meist ein Stück mit; aber dann setzen auch schnell die Normen wieder ein.
Th5: Der Therapeut verhält sich stark komplementär zur Autonomie: Die Klientin muss immer spüren, dass *sie* entscheiden kann und zwar so, wie *sie* es möchte. Dann stärkt der Therapeut aber wieder die Annäherungstendenz: Damit realisiert der Therapeut eine „therapeutische Ja-aber-Strategie“.
Th6: Dann geht der Therapeut einen Schritt weiter: Er fordert die Klientin auf, Aspekte zu konkretisieren, also „einen Schritt weiterzudenken“; er macht aber auch deutlich, dass er ihr es zutraut und: Dass sie es entscheiden kann.
Kl7: Und wieder werden die Normen aktiv: Es ist ein Minenfeld, das man nur vorsichtig durchschreiten kann.
Th8: Der Therapeut macht sofort deutlich, dass er die „Normen nicht angreift“: Denn das würde sofort zu Reaktanz führen.
Kl8: Und das ermöglicht es der Klientin, sich der Annäherungstendenz wieder zuzuwenden.
Th10: Wieder unterstellt der Therapeut der Klientin vorsichtig eine Tendenz: Damit schlägt er ihr vor, etwas zu tun, aber stark „widerspruchsermöglichend“.
Kl10: Die Klientin macht deutlich, dass sie es nicht tun muss.
Th11: Was der Therapeut sofort bestätigt; er führt sie dann aber zum Thema zurück.
Kl11: Hier wird deutlich, dass die Klientin eine starke Motivation hat, sich Freiheiten zu schaffen: Die Störung ist nicht (mehr) völlig ich-synton und genau das schafft dem Therapeuten Ansatzpunkte.
Th12: Und der Therapeut greift dies sofort auf.
Kl13: Die Klientin bleibt bei ihrer Motivation.
Th14: Daraufhin vertieft der Therapeut das Thema: Er fordert die Klientin auf, es weiter zu klären und zu elaborieren, macht aber sofort klar, dass die Klientin frei entscheiden kann: Keinen Druck auf die Klientin ausüben!
Kl14: Die Klientin geht auf den Vorschlag ein.
Th15: Der Therapeut hält die Klientin dabei.

Th16: Der Therapeut steuert erneut, um die Klientin zu veranlassen, sich die Lösung konkret vorzustellen und auf sich wirken zu lassen.

Kl17/
Kl18: Sie lässt sich vorsichtig darauf ein.

Th18: Der Therapeut macht deutlich, was die Klientin gewinnen könnte, wenn sie ihr Verhalten ändert: Eine motivationsfördernde Intervention.

Kl19: Die Klientin bleibt vorsichtig am Thema.

Kl20: Aber „die Normen schlagen natürlich wieder zu"; das war zu erwarten.

Th21/
Th22: Der Therapeut versucht, sie bei der Annäherungstendenz zu halten.

Th23: Der Therapeut fokussiert wieder auf die Freiheitsgrade und nun sogar auf's Gefühl: Eine sehr weitgehende Intervention.

Kl23: Die Klientin folgt nicht: Dennoch kann ein Therapeut solche Interventionen als „Marker" immer wieder machen, um der Klientin deutlich zu machen, was wichtig wäre und worauf sie sich konzentrieren könnte; irgendwann „greifen" die Interventionen dann.

Hier aktiviert die Klientin wieder die Normseite: Das ist o. k., denn die Normen müssen ja „dem Kompromiss zustimmen", sonst ist er nicht tragfähig.

Th24: Der Therapeut geht mit: Nicht gegen die Normen arbeiten!

Th25: Der Therapeut macht einen Kompromissvorschlag.

Th26: Es ist wichtig, dass die Klientin neue Ideen irgendwann ausprobiert.

Kl27: Nun macht die Klientin ein neues Problemthema auf: Es kann valide sein, kann aber auch ein „Ablenkungsthema" sein. In jedem Fall sollte der Therapeut es ernst nehmen.

Kl29: Wahrscheinlich hat die Klientin auch soziale Probleme: Daher kann das Thema durchaus relevant sein. Allerdings weist die Norm-Orientierung auch die Tendenz auf, „Unlösbarkeitskonstruktionen" zu produzieren: Dann sollte ein Therapeut

- eine Zeit lang an jedem einzelnen Problem arbeiten, zeigen, dass es lösbar oder irrelevant ist;
- und dann die Unlösbarkeit auf der Meta-Ebene thematisieren und klären.

Th29: Der Therapeut geht zunächst den Weg, sich den Problemen zu stellen, um zu erarbeiten, ob sie sich im Einzelnen lösen lassen: Es ist auch wichtig, dass Klienten eine erhöhte Selbst-Effizienz-Erwartung erarbeiten.

Kl32–
Kl34: Der Klientin wird allmählich deutlich, dass dies kein ernsthaftes Problem ist.

Kl39: Hier wird deutlich, dass „die Normen Sand ins Getriebe werfen": Alles ist so kompliziert, lassen wir es lieber.

Th40: Was der Therapeut dann sofort in Frage stellt.

Kl40: Woraufhin die Klientin das Problem auch sofort relativiert. Daher sollte ein Therapeut

- sich nicht „von den Normen bluffen lassen",
- sich durch die ständigen „Einwände" der Normen nicht entmutigen lassen.

Th41: Der Therapeut macht noch einmal den Konflikt deutlich, betont die Autonomie *und* stärkt sofort die Annäherungstendenz und aktiviert ihre Ressourcen: Eine hoch komplexe Intervention, die ein „Marker" ist (eine Intervention, die dem

Klienten immer wieder Aspekte deutlich macht, so lange, bis er sich damit auseinandersetzt), die die Klientin im Augenblick aber noch nicht erreicht.

Kl41: Denn zunächst gewinnen erneut die Normen Oberhand.

Th42: Der Therapeut stellt diese Aspekte aber in Frage; er verbindet dies mit einer Ressourcen-Aktivierung und deshalb „triggert" dies die Klientin auch nicht.

Th43: Was der Therapeut hier noch verstärkt: Was er sagt, ist stimmig und wird von der Klientin auch akzeptiert.

Th46: Wieder macht der Therapeut den Konflikt deutlich, stärkt aber die Annäherungstendenz.

Kl48–
Kl50: Die Klientin fasst Vertrauen in ihre eigene Kontrollfähigkeit.

Kl59: Die Klientin zeigt soziale Unsicherheiten: Personen mit ZWA haben oft reduziertes soziales Training, sodass soziale Inkompetenzen durchaus vorkommen können. Ein Problem ist aber vor allem die *Unvorhersehbarkeit* von Situationen.

Th60: Der Therapeut macht deutlich, dass die Klientin nie völlige Vorhersagbarkeit erreichen kann: Sie kann mit dem Therapeuten klären, welches Problem sie damit hat.

5.3 Klärung

5.3.1 Der Fall

Die Klientin ist 53 Jahre, Buchhalterin, und kommt wegen familiärer Konflikte und wegen Arbeitskonflikten in die Therapie, die sie stark belasten. Das Transkript stammt vom Beginn der 12. Stunde.

5.3.2 Transkript

Th1: Ja, Frau X, wo möchten Sie denn gerne wieder einsteigen?

Kl1: Ja, an meiner Situation im Job hat sich eigentlich nichts geändert. Es gibt weiterhin diese Kollegin, mit der ich zusammensitze. Wir haben immer noch diese vollkommen unterschiedlichen Vorstellungen darüber, wie man den Job richtig macht.

Th2: Hmm.

Kl2: Das knallt aufeinander und mein Chef macht mir weiter die Ansagen, die ich schon erzählt habe, ich solle fünfe gerade sein lassen. Das geht einfach nicht.

Th3: Ich würde gerne nochmal verstehen, wie erleben Sie diese Situation? Sie werden unter Druck gesetzt, Sie werden von der Kollegin unter Druck gesetzt. Sie kriegen ja auch, wenn ich das richtig verstehe, so Signale von: Das, was du machst, ist nicht in Ordnung. Eigentlich viel negatives Feedback, oder?

Kl3: Genau, also ich, letztendlich mache ich meinen Job so gut wie ich es kann, gehe da auch wirklich an meine Grenzen, wenn Überstunden gemacht werden müssen, dann mache ich die.

Th4: Sie haben selbst, wenn ich Sie richtig verstehe, auch nicht den Eindruck, sich etwas vorwerfen zu müssen. Sie haben das Gefühl, Sie machen ihre Arbeit gut.

Kl4: Ich mache sie zumindest so gut es geht. Das heißt nicht, dass mir nicht auch ein Fehler passieren könnte. Soweit es geht, würde ich sagen, dass ich meine Arbeit sehr gründlich mache, dem auch nachkomme und nicht auf die Uhr gucke, ob es mal länger dauert oder nicht.

Th5: Ja, genau.

Kl5: Also, ich mache es so gründlich es geht, aber ich kriege dafür eigentlich keinen Dank, sondern man sagt mir nur, ich müsste es anders machen.

Th6: Ich könnte mir vorstellen, wenn Sie so den Eindruck haben, ich mache es so gut es geht, ich strenge mich an und kriege negatives Feedback, dann empfinden Sie das auch als ungerecht?

Kl6: Ich finde es nicht angemessen. Ich erwarte ja sozusagen nicht, dass man mir da gratuliert, dafür, wie ich das mache, aber ich verstehe eigentlich nicht, wo die die Kritik ansetzen, weil ich eigentlich der Meinung bin, ich mache das richtig, so wie ich das mache.

Th7: Ja. Ja.

Kl7: So im Gegensatz zu Kollegen, die das eigentlich mal anders machen müssten. Aber ich kriege halt trotzdem Druck. Und das, was die von mir wollen, bin ich nicht bereit zu geben.

Th8: Ich würde Ihnen gern nochmal sagen, hier in der Therapie ist mir nochmal wichtig, dass Ihnen immer wieder klar ist – Sie entscheiden. Ich werde Ihnen keine Vorschriften machen, kann ich nicht, will ich auch nicht, und Sie können immer entscheiden, was Sie machen, was für Sie richtig ist. Ich würde nur gerne bestimmte Dinge einfach tiefer verstehen. Das ist ein wichtiger Punkt in der Therapie, dass wir uns angucken, wie geht's einem damit, was passiert. Das würde ich gerne an der Stelle nochmal verstehen. Also bitte fassen Sie solche Fragen, die ich dann gleich stellen werde, nicht als Kritik auf. Das ist überhaupt nicht als Kritik gemeint oder als Vorschlag, es anders zu machen, sondern es geht mir einfach nur darum, genau zu verstehen, wie es Ihnen geht.

Kl8: Ich meine, das ist wichtig, damit wir das gelöst kriegen.

Th9: Ja! Damit wir auch gucken, wie es Ihnen geht, damit wir auch gucken, wo sind möglicherweise Lösungen. Weil, wir finden so leicht keine Lösung, weil wenn jemand, der so intelligent ist wie Sie, bisher noch keine Lösung gefunden hat, dann ist das eine schwierige Situation.

Kl9: Ja, ich glaube immer noch, die Lösung müsste darin bestehen, dass sozusagen mein Chef sagt, ich kann das so machen wie bisher.

Th10: Ja, die Lösung wäre sicher ideal. Aber ich denke, Ihnen ist auch klar, das wird nicht passieren.

Kl10: Leider nicht. Nein.

Th11: Das heißt, diese Lösung finden wir nicht, das heißt, wir müssen irgendwie eine andere Lösung finden, mit der Sie besser leben können, als mit der, mit der Sie im Augenblick leiden. Das ist natürlich blöd.

Kl11: Letztendlich geht es aber darum nicht. Letztendlich geht es darum, dass der Job ordentlich gemacht wird. Ob es anstrengend ist oder nicht ist, nebensächlich, darum geht es nicht.

Th12: An der Stelle würde ich eben gerne nochmal besser verstehen, wie es Ihnen geht. Was ist das eigentlich, was löst das aus in Ihnen, wenn jemand kommt und sagt, also ich sag es mal übertrieben, jemand sagt Ihnen – sei schlampiger!

Kl12: Das ist überhaupt nicht vorstellbar.

Th13: Überhaupt nicht vorstellbar.

Kl13: Das ist … was ist denn das für eine Aufforderung? Da kann man mich ja direkt auffordern, irgendwie, was weiss ich, Leute zu überfahren oder so.

Th14: Hmm. Für Sie ist das eigentlich so in Ihrem Gefühl das Gleiche – schlampig, nachlässig zu sein, ist fast schon wie ein Verbrechen?

Kl14: Das ist doch total verantwortungslos. Ich meine, das hätte ja Folgen, wenn ich das machen würde. Das würde ja zum Beispiel bedeuten, dass der Staat Gelder zahlt, die nicht gerechtfertigt sind und dass das sogar Jahrzehnte so gehen würde.

Th15: Wie gesagt, verstehen Sie das nicht falsch, aber – man könnte ja auch sagen, es ist nicht Ihr Geld.

Kl15: Naja, aber ich bin damit betraut, auf das Geld aufzupassen und damit, dass es korrekt ausgezahlt wird von der Rentenversicherung.

Th16: Aber Sie haben eigentlich, wenn ich das richtig verstehe, eine ganz starke Vorstellung, wenn Sie damit betraut sind, dann sollten Sie das auch wirklich sehr gut machen.

Kl16: Ja natürlich.

Th17: Dann käme es auch nicht in Frage, dass Sie sagen, ich bin da mal ein bisschen … ich lasse mal fünfe gerade sein.

Kl17: Meine Jobbeschreibung ist, dass ich das ordentlich überprüfe. Dafür bin ich da, ansonsten müsste man die Überprüfung gar nicht machen und könnte jedem seine Rente geben, wie er sie will, und in der Höhe, wie er sie will.

Th18: Aber ich will nochmal verstehen, was das für Sie heißt. Sie sagen, die Regel ist so, das ist o. k., aber wissen Sie, die Regel ist ja nicht der Punkt, sondern Sie sind der Punkt. Und deshalb würde ich hier gerne nochmal verstehen, was löst das in Ihnen aus, wenn Sie sich vorstellen, jemand kommt tatsächlich und sagt „sei doch nachlässiger"? Das macht doch irgendetwas mit Ihnen? Das ist so ein Gefühl, sagen Sie, eigentlich so ein inneres Auflehnen, so dass Sie sagen – geht gar nicht.

Kl18: Das ist das Allerletzte, was ich machen würde. Aber ich komme damit nicht durch, das ist ja das Problem.

Th19: Ja, das ist klar. Das verstehe ich. Aber ich finde es nochmal ganz spannend zu gucken, an der Stelle, was macht diese Auflehnung eigentlich, warum diese Auflehnung? Sie könnten doch – Sie tun es nicht – aber Sie könnten an der Stelle auch sagen, na gut, dann tue ich das eben, ist ja nur ein Job und in Ordnung. Aber für Sie ist das nicht so. Und ich würde gerne nochmal verstehen, was heißt das für Sie, warum diese Auflehnung?

Kl19: Ich darf es mir nicht so leicht machen wie andere Leute.

Th20: Sie dürfen es sich nicht so leicht machen. Was wäre denn, wenn Sie es sich leicht machen würden?

Kl20: Dann hab ich einfach nur dafür gesorgt, dass ich keinen Stress mehr mit den Kollegen habe, aber dann wären mir die ganzen Folgen für die Anderen egal.

Th21: Und das wäre, was würde das über Sie aussagen? Ich habe das Gefühl, Sie haben irgendwie so eine innere Instanz, die sagt Ihnen, das wäre ganz scheiße, das würde komplett negative Dinge über Sie aussagen. Was würde es denn über Sie aussagen, wenn Sie so wären – was wären Sie dann?

Kl21: Das wäre als Mensch eine ziemlich schwache Leistung.

Th22: Schwache Leistung ist doch eigentlich sehr untertrieben, oder? Sie haben doch ein anderes Gefühl an der Stelle.

Kl22: Ja, das kann man so einfach nicht machen. Es ist einfach nicht akzeptabel.

Th23: Was wären Sie dann? Sie wären doch irgendwas, wenn Sie das wären? Sie sagen, das geht gar nicht, das will ich auch nicht sein. Das kann ich gut verstehen, aber was wäre das Problem?

Kl23: Dann bin ich ein Mensch, dem alles scheißegal ist, der nur an sich denkt.

Th24: Der nur an sich denkt, o.k. Das heißt, das wäre egoistisch und das darf eigentlich nicht sein. Egoistisch ist … was wäre egoistisch für Sie? Was verbinden Sie mit egoistisch?

Kl24: Das wäre verwerflich. Ich könnte mich noch nicht mal im Spiegel angucken.

Th25: Aja. Ja. Das wäre so ein starker Widerwille, dass Sie sagen, dann kann ich mich nicht mehr im Spiegel angucken. Das kann ich mit mir nicht vereinbaren.

Kl25: Genau, so eine Art von Mensch will ich nicht sein, und deswegen bin ich nicht so.

Th26: Aber Sie sagen, was würden Sie sagen? Ich finde das auch völlig in Ordnung, wirklich, ich will das überhaupt nicht in Frage stellen – Sie sagen im Grunde, Sie haben aber eigentlich, wenn Sie es nicht tun, zwei Gründe. Einerseits wollen Sie dem Staat das Geld nicht klauen, also ihre Aufgabe befolgen und Sie sagen, ein ganz starker anderer Impuls ist – so will ich nicht sein. Was würden Sie sagen, ist wichtiger für Sie? Das Geld oder das Nicht-so-sein-Wollen?

Kl26: Das Nicht-so-sein-Wollen ist mir im Zweifelsfall wichtiger. Auch wenn es da jetzt nicht um Geld geht. Auch bei anderen Sachen, wo es gar nicht um Geld geht, würde ich so handeln.

Th27: Ja, genau. Das ist nämlich genau das, was ich mich gerade gefragt habe. Ich dachte, es geht auch um das Geld, ist ja auch völlig in Ordnung, wenn Sie sagen, das ist ihr Job. Aber ich habe das Gefühl, es geht eigentlich um mehr als um das Geld. Es gibt für Sie persönlich eigentlich noch wichtigere Argumente.

Kl27: Ja, das hat einfach was mit meinem Selbstverständnis zu tun.

Th28: Ja, da gebe ich Ihnen Recht. Selbstverständnis ist ja auch wichtig und ich denke, vielleicht sollten wir nochmal gucken, wie das mit ihrem Selbstverständnis eigentlich ist. Wie möchten Sie eigentlich sein? Und was haben Sie für ein Gefühl, wie wollen Sie sein, damit Sie sich mit sich selbst einigermaßen gut fühlen können?

Kl28: Naja, wenn da einfach nichts ist, was ich mir vorwerfen muss. Wenn ich sagen kann, das kann so gerade stehen, das ist so in Ordnung.

Th29: Das ist Ihnen ganz wichtig, dass Sie sagen, ich möchte so einen Zustand haben, wo ich mir nichts vorwerfen muss.

Kl29: Ja zumindest, also wahrscheinlich gibt es immer irgendwas, was man sich vorwerfen könnte. Aber wo ich sagen kann – von meiner Seite aus habe ich alles getan, um das ordentlich zu machen.

Th30: Ja verstehe. Was Sie im Grunde sagen wollen, ist, ich habe alles gegeben und deshalb kann ich auch einigermaßen guten Gewissens sagen, es ist Ordnung.

Kl30: Zumindest das Menschenmögliche. Aber das muss dann halt schon sein. Wenn man da noch anfängt Abstriche zu machen, dann geht's gar nicht.

Th31: Und da würde ich gerne nochmal genauer verstehen: Sie sagen, ich möchte mir nichts vorwerfen – was wäre denn das Schlimmste oder was wäre schlimm, wenn Sie sich das vorwerfen würden? Verstehen Sie, Sie können ja nicht sagen, ich habe dreckige Nägel, also bin ich scheisse. Sie würden ja sagen, ganz bestimmte Dinge darf ich mir nicht vorwerfen. Welche wären das denn?

Kl31: Naja oder wenn ich das sogar noch in Kauf genommen hätte, um es mir leichter zu machen. Also wenn mir auch mal was durchgeht, ich befürchte, das kann ich nicht ändern, aber wenn ich es auch noch in Kauf nehmen würde, wenn es mir egal wäre.

Th32: Das heißt, Sie würden sagen, wenn ich da, wenn ich gleichgültig würde – das wäre etwas, was ich mir nicht verzeihen würde? Wenn ich sozusagen gleichgültig würde, dafür dass ich anderen schade, oder?

Kl32: Ja, wenn ich das einfach so in Kauf nehmen würde. Wenn ich gar nicht mehr drüber nachdenke, wie mein Handeln sich auswirkt, sondern nur noch daran, was gerade einfacher ist.

Th33: Verstehe. Und haben Sie eine Idee, was es so schlimm macht, gleichgültig zu sein? Sie sagen ja, das wäre für Sie fast nicht aushaltbar. Das ist ganz schlimm. Dann wäre es natürlich auch nochmal wichtig zu gucken, was macht das für Sie so schlimm? Verstehen Sie, ich will das gar nicht in Frage stellen, wenn Sie das so sagen, ist das in Ordnung.

Kl33: Es ist mir ja auch nicht egal.

Th34: Ja klar, das will ich auch gar nicht in Frage stellen. Sie sorgen ja auch ganz stark dafür, dass das nicht so ist. Also ich merke sehr deutlich, dass es das nicht ist. Aber trotzdem könnten wir uns ja mal fragen, was wäre so schlimm daran, wenn es Ihnen gleichgültig wäre? Was wäre so verwerflich?

Kl34: Ja dann wäre ja die Bahn frei für alles.

Th35: Dann könnte alles passieren.

Kl35: Dann würde ich ja irgendwie alles in Kauf nehmen. Völlig egal, was mit den anderen ist und was passiert, es wäre alles egal und dann …

Th36: Dann? Was dann? In Ihrer Phantasie, wir wissen, dass es nicht real ist, das ist ja klar, damit haben wir auch Sicherheit zu gucken, weil Sie das ja nicht bedrohen muss. Ihnen ist ja auch völlig klar und das würde ich genauso sehen, dass Ihnen das nicht passiert – aber, was ist so schlimm? Was könnte Ihnen Schlimmes passieren? Was könnten Sie Schlimmes tun?

Kl36: Ich meine – das wirkt sich auf Menschen aus, auch wirklich auch auf deren Leben, das hat ja eine Tragweite. Die könnten irgendwie in die Armut geraten oder sowas.

Th37: Also Sie könnten die schädigen. Das könnte denen Schaden zufügen.

Kl37: Wenn ich das in Kauf genommen hätte ja. Die müssten das dann ausbaden und das geht dann auch auf meine Kappe. Also ich hätte es auch in der Hand gehabt, das verhindern zu können, aber ich habe es ja nicht verhindert.

Th38: Aber der Gedanke wäre im Grunde genommen schlimm, Sie könnten irgendwen schädigen und eigentlich sind Sie letzten Endes verantwortlich.

Kl38: Absolut. Wer sonst? Ich bin die Einzige, die verantwortlich ist. Und entweder ich komme dem voll nach oder ich muss sagen, ich kann es nicht und dann ist meine Verantwortung, das abzugeben. Aber ich kann ja nicht rummauscheln.

Th39: Das heißt, Sie würden sagen, wenn ich es nicht kann, dann nehme ich aber den Job nicht.

Kl39: Nein.

Th40: Aber egoistisch heißt ja auch für Sie egoistisch. Das ist für Sie verbunden mit so einer Idee, dann sind Sie selbstbezogen und dann kümmert man sich auch nicht mehr um andere und das schädigt auch andere?

Kl40: Das ist einfach asozial. Wenn alle so handeln würden, in was für einer Welt würden wir dann leben?

Th41: Hätten Sie denn auch so die Idee, dass immer dann, wenn Sie auf sich gucken, wenn Sie etwas für sich tun, dass das notwendigerweise andere schädigen müsste?

Kl41: Nicht notwendigerweise. Das ist ja jetzt die Frage, worum es geht.

Th42: Sie würden auch Bereiche sehen, wo Sie sagen, da dürften Sie auch mal auf sich gucken?

Kl42: Naja gut, also wenn ich jetzt Urlaub habe und ich weiss, das ist alles gut geregelt, das Problem ist ja, selbst da bin ich mir nicht sicher. Ich befürchte ja, dass wenn meine Kollegen das im Urlaub übernehmen, ist es doch besser, wenn ich früher zurückkomme. Aber theoretisch, wenn ich wüsste, das würden andere ordentlich machen und ich könnte mir wirklich sicher sein, dann kann ich auch zum Beispiel im Urlaub oder am Wochenende nichts machen.

Th43: Das könnten Sie auch genießen und sagen, das ist o. k.

Kl43: Im Moment kann ich es eben nicht genießen, weil ich weiß was passiert, wenn ich nicht da bin.

Th44: Aber Sie könnten sich Bedingungen vorstellen, wo Sie sagen, da wäre es auch in Ordnung, wenn Sie mal nicht denken.

Kl44: Ja, wenn das keine Auswirkungen hat.

Th45: Gut. Das finde ich schon mal wichtig, dass Sie sagen – o. k. es gibt unter bestimmten Bedingungen auch Situationen, wo ich sagen kann, das ist dann auch in Ordnung. Aber es gibt eigentlich ganz oft diese Zweifel auch – die machen das schlechter, du hättest das besser machen können, also mache es auch.

Kl45: Genau, weil die Chance ist ja sonst vertan. Ich kann ja nicht, wenn ich aus dem Urlaub wiederkomme, letztendlich gucke ich mir an, was hat meine Kollegin getan und prüfe eigentlich alles nochmal gegen, ob ich das wirklich so rausgehen lassen kann. Weil, ich will mich nicht drauf verlassen.

Th46: Sie haben auch das Gefühl, Sie können sich nicht drauf verlassen. Aber – ich weiss nicht, ob das stimmt, aber korrigieren Sie mich, wenn es nicht stimmt: Ich habe den Eindruck, dass Sie auch so ein bisschen davon ausgehen, wenn Sie mal Fehler machen, die sich negativ auswirken, haben Sie auch keine Chance mehr, das zu korrigieren?

Kl46: Letztendlich kriegt man das kaum rückgängig, wenn erstmal alle Entscheidungen getroffen sind. Sonst verliert das doch an Wert.

Th47: Warum?

Kl47: Sonst verlieren unsere Gutachten doch an Wert. Die wären ja dann nicht mehr verbindlich, sondern im Sinne von nur so als Vorschlag. Aber wir sind doch eine Instanz im Sinne von, wir müssen doch entscheiden, ich muss doch entscheiden.

Th48: Im Job, da würde ich sagen, wenn Sie da Entscheidungen treffen, dann hat das ja Verbindlichkeit. Aber würden Sie auch im Alltag sagen, man kann Entscheidungen nicht revidieren?

Kl48: Es kommt drauf an. Es kann sein, dass es dann zu spät ist, ja.

Th49: Das wäre auch eine ganz starke Befürchtung – es könnte zu spät sein, falsche Entscheidungen haben katastrophale Wirkung unter Umständen und die können Sie nicht mehr rückgängig machen.

Kl49: Ja, also zumindest in manchen Fällen vielleicht, aber woher soll man es wissen? Vielleicht ist dann schon das Kind in den Brunnen gefallen.

Th50: Ich kann mir vorstellen, wenn Sie das so sehen, dass es dann natürlich auch extrem wichtig wird, ganz genau zu gucken, was entscheide ich, und auch gar keine Fehler zu machen.

Kl50: Eben. Man hat nur diese eine Chance. Im Nachhinein die Sachen rückgängig zu machen, das ist eine Notlösung, aber eigentlich muss ich erstmal gucken, dass es ordentlich ist.

Th51: Ja. Aber das heißt, eigentlich haben Sie, also ich habe den Eindruck, Sie sind an der Stelle auch extrem verantwortlich.

Kl51: Ja, muss ich doch, also wenn ich anfange, mir das da durchgehen zu lassen, dann hätte ich es auch gar nicht erst machen müssen. Dann hätte ich sagen müssen, ich kann es nicht ordentlich machen, soll es jemand anders tun, der es kann.

Th52: Aber das sind ja jetzt zwei Aspekte. Sie sagen, o. k. ich sehe, dass ich streng mit mir bin und Sie sagen, o. k. muss ich auch. Würden Sie es sich auch manchmal anders wünschen?

Kl52: Ich fände das gut, wenn es weniger anstrengend wäre, gründlich zu sein. Das fände ich gut. Wenn es mir leichter von der Hand gehen würde, aber …

Th53: Aber nicht unter der Voraussetzung, dass sie damit anderen Schaden zufügen könnten.

Kl53: Das kann ich nicht in Kauf nehmen.

Th54: Aber ich finde es spannend, dass Sie sagen, es wäre schon schön, es würde weniger anstrengend sein. Das wäre schon nett.

Kl54: Klar fände ich das schön, wenn ich meine Arbeit nach denselben Standards machen könnte, aber dafür um 17 Uhr Feierabend. Ich meine, vielleicht werde ich mit der Zeit ja auch noch besser und kriege das hin.

Th55: Sie sagen, es wäre schön, eigentlich würde ich gerne, aber ich kann es mir auch eigentlich nicht leisten.

Kl55: Zumindest kann ich es mir jetzt noch nicht zutrauen, nein. Ich habe in der Vergangenheit ja gesehen, es gab kleine Fehler, die waren klein, aber es gab sie.

Th56: Ja. Und?

Kl56: Ja, das war immer eine knappe Geschichte, also in dem Fall waren es zum Glück nur Kleinigkeiten, aber das hätte genauso gut was Größeres betreffen können.

Th57: Das heißt, da sagen Sie auch, die Tatsache, dass das noch gut gegangen ist, beweist nichts. Es hätte auch in einer Katastrophe enden können.

Kl57: Ja, natürlich.

Th58: Und ist aus Ihrer Sicht auch extrem wichtig, alle möglichen Katastrophen zu verhindern.

Kl58: Ja, ich meine, da geht es um Existenzen, um menschliche Existenzen, wenn da jemand einen Monat kein Einkommen hat, dann würden die ja auf der Straße landen. Dann kann ich auch nicht einen Monat später kommen und Entschädigung leisten.

Th59: Mir ist aber auch nochmal wichtig zu sehen, das hat ganz viel mit Ihnen und ihrer Person zu tun. Ihre Kollegen sehen das ja lockerer.

Kl59: Die sehen das lockerer, die können offensichtlich mit der Vorstellung schlafen. Keine Ahnung, wie die das machen.

Th60: Das, was Sie da sagen, hängt ja nicht nur am Job. Offensichtlich kann man den Job auch anders machen. Mir ist hier nochmal wichtig zu sehen, das sind ihre Standards, nicht die Job-Standards.

Kl60: Ich finde, das sollten die Standards für jeden sein.

Th61: Wenn Sie das so sagen, nehme ich das erstmal zur Kenntnis. Aber es sind Ihre Standards. Es ist für Sie persönlich wichtig, das so zu sehen, das so zu machen. Sie können sich gar keine anderen Standards vorstellen.

Kl61: Ja, also da nehme ich lieber in Kauf, es so wie jetzt zu machen, da mache ich lieber Überstunden und setze mich mit den Kollegen auseinander, da kann ich besser mit schlafen, ja.

Th62: Sie sagen, das wäre so bedrohlich, diese Idee, es würde etwas schief gehen, dass verglichen damit, die Kosten, die Sie jetzt haben, minimal erscheinen. Sie sagen, damit kann ich leben, das ist nicht so schlimm. Die Alternative wäre viel schlimmer.

Kl62: Deswegen habe ich mich zwischendurch auch schon gefragt, ob das überhaupt Sinn macht, hier weiter zu machen, oder ob das nicht in Ordnung ist mit den Kosten. Ich komme ja klar.

Th63: Ich denke auch, Sie können damit leben. Aber für mich ist eben die Frage, wissen Sie, Therapie ist ja ein Prozess, wo man am Anfang nicht weiß, was raus kommt. Wir wissen auch nicht, ob wir eine Lösung finden. Aber aus meiner bisherigen Therapieerfahrung lohnt es sich zu gucken, weil oft findet man doch noch Lösungen. Und die Lösungen, die man findet, sind Lösungen, die man am Anfang gar nicht gesehen hat. Das ist aber auch logisch, wissen Sie, wenn die Lösung einfach wäre, dann wären Sie selber schon darauf gekommen.

Kl63: Scheint so zu sein, ich habe aber keine Ahnung wo es hingeht, aber wenn Sie es sagen …

Th64: Meine Tendenz ist erstmal ganz gründlich zu klären, ganz gründlich zu gucken und ganz gründlich zu verstehen, was das Problem ist. Meine Erfahrung ist, wenn Sie Lösungen finden für ein Problem, das Sie nicht verstanden haben, wird die Lösung nicht passen.

Kl64: Jaja, gründlich schön und gut. Aber es gibt eben auch ein bisschen Zeitdruck im Hintergrund. Letztendlich, ich meine gut, ich kann den Job verlieren.

Th65: Sie können im Grunde natürlich ganz gut verstehen, dass man an den Stellen auch nicht schlampig sein darf.

Kl65: Ja, das ist wahrscheinlich, ja sicher möchte ich dann auch gute Lösungen finden. Da haben Sie Recht, wenn es länger dauert, dann dauert es eben länger.

Th66: Mir ist der Zeitdruck durchaus bewusst. Und ich denke, wir sollten gründlich gucken, gar keine Frage, aber ich denke, forcieren können Sie es auch nicht.

5.3.3 Kommentar

Die Therapeutin neigt dazu, zu lange Interventionen zu realisieren: Kürzer wäre besser.

Kl1: Ein typisches Problem einer Klientin mit einer ZWA.

Th3: Die Therapeutin rekurriert nochmal auf das, was sie von der Klientin weiß.

Th4/
Th5: Die Therapeutin verbalisiert gut.

Th6: Die Therapeutin expliziert.

Kl6: Was die Klientin aber nicht annimmt: Die Kante des Möglichen ist offenbar recht schnell erreicht.

Th8: Die Therapeutin verhält sich stark komplementär zur Autonomie. Die Intervention ist etwas zu lang.

Th9: Die Therapeutin verhält sich komplementär zum Anerkennungsmotiv.

Kl11: Auch hier wird deutlich, dass die Normen der Klientin immer wieder interferieren und dass die Therapeutin nie gegen die Normen angehen oder vorgehen darf: Das würde sofort zu massiver Reaktanz führen. Die Lösung, die ein Klient findet, muss immer mit den Normen in Einklang sein, wobei der Klient seine Normen auch „aufweichen“ kann.

Th12: Die Therapeutin versucht zu klären, was genau in der Klientin ausgelöst wird.

Kl13: Dabei wird deutlich, wie stark die Normen sind.

Th14: Die Therapeutin bringt die Aspekte gut „auf den Punkt“.

Kl15: Es wird deutlich, dass die Klientin ein Hinterfragen noch nicht zulässt: Die „Kante des Möglichen“ ist schnell erreicht.

Th18/
Th19: Also versucht die Therapeutin erneut zu klären.

Th21: Die Therapeutin versucht, etwas „weiter in die Normen hineinzuklären“: Was sagen die Normen der Klientin? Wichtig ist hier, dass deutlich wird, dass die Therapeutin in gar keiner Weise konfrontativ ist: Sie akzeptiert, was die Klientin sagt.

Kl21: Die Klientin geht aber nicht mit: Sie fährt die Strategie: „Das gehört sich so und das versteht sich von selbst!“ Auf diese Weise vermeidet sie es, bei sich zu gucken und sich den Aspekten zu stellen: Hier sollte der Therapeut „dranbleiben“ und „an der Kante des Möglichen“ weiterklären.

Th22: Was die Therapeutin dann auch konsequent tut: Sie führt die Klientin wieder auf sich.

Kl22: Die Klientin tut es nicht: Das sollte den Therapeuten nicht davon abhalten, es immer wieder von Neuem zu versuchen.

Th23: Was die Therapeutin dann auch tut.

Kl23: Egoistisch zu sein, ist für einen Klienten mit ZWA unakzeptabel.

Th24: Die Frage ist aber, was genau davon so schlimm ist: Dies ist eine Frage nach dem Inhalt der Normen und eine Frage nach den Kontingenzen.

Th28: Die Therapeutin hält die Klientin am Thema.

Kl28: Für Klienten mit ZWA ist eine internale Perspektive sowohl schwierig als auch aversiv. Daher muss ein Therapeut sie immer und immer wieder (vorsichtig und widerspruchsermöglichend) anregen: Sodass ein Klient Stück für Stück die relevanten Inhalte tiefer klärt.

Th31: So bleibt die Therapeutin „am Ball" und steuert die Klientin immer wieder auf eine internale Perspektive.

Th32: Die Therapeutin vertieft weiter, macht aber explizit klar, dass ihre Fragen *nicht* bedeuten sollen, dass sie die Inhalte *hinterfragt*, sondern nur, dass sie die Inhalte verstehen will: Solche Kommentare sind wichtig, um Missverständnissen vorzubeugen.

Th36: Die Therapeutin will die Kontingenz-/Konsequenz-Ebene der Normen klären: Man muss annehmen, dass diese Ebene relevant ist, dass dies aber starke Vermeidung beim Klienten auslösen kann: Hier kann die Kante des Möglichen schnell erreicht werden.

Kl38: Die Klientin bleibt mit ihren Antworten auch oberflächlich: Sie geht an die schlimmen Befürchtungen nicht heran; das ist auch o. k., die Klärung kann hier nur langsam voranschreiten.

Th45: Die Therapeutin versucht zu eruieren, wann die Situation für die Klientin o. k. wäre, wann sie sich entspannen könnte.

Th46: Die Therapeutin will eine andere Norm klären: „Fehler kann man nicht mehr korrigieren."

Kl47: Damit muss ein Therapeut bei der Klärung von Normen immer rechnen: Der Klient guckt nicht mehr auf sich und *seine* Anteile, also nicht mehr internal, sondern wechselt auf die Situation: *Diese* sei zwingend und um diese gehe es. Dies ist klar eine Vermeidungsstrategie, die aber sehr häufig von Klienten mit ZWA realisiert wird. Der Therapeut geht mit und steuert dann erneut internal.

Th48: Was die Therapeutin auch tut.

Kl57: Die Störung ist nicht komplett ich-synton, daher hat die Therapeutin eine Chance, die Klärung weiterzuführen. Aber noch sind die Normen extrem stark.

Th54: Die Therapeutin greift die Motivation der Klientin auf.

Th59: Die Therapeutin macht deutlich, dass es um den Klienten geht, nicht um die Situation.

Kl59: Die Klientin geht nicht darauf ein.

Th60: Also macht die Therapeutin es nochmal deutlich („Das Ganze nochmal von vorn.").

Kl60: Die Klientin möchte aber die Aspekte nicht auf sich beziehen: Auch damit ist bei ZWA lange zu rechnen.

Th61: Die Therapeutin diskutiert nicht mit der Klientin, lässt aber ihre Meinung stehen: Auch dadurch setzt sie einen *Marker*.

5.4 Ein-Personen-Rollenspiel

5.4.1 Der Fall

Das folgende Transkript stammt aus einer Therapie mit einer 43-jährigen Klientin mit zwanghafter Persönlichkeitsstörung. Die Klientin kommt wegen „Arbeitsproblemen“ in die Therapie. Therapeut (R. S.) und Klientin haben Schemata geklärt, den Schema-Begriff eingeführt sowie über Normen und ihre Bedeutung gesprochen. Die Klientin ist (im Rahmen der Normen) änderungsmotiviert und die Therapeut-Klient-Beziehung ist vertrauensvoll. Das Transkript stammt vom Anfang der Stunde 39. Die Klientin hat herausgearbeitet, dass sie versucht, ihren Job perfekt zu machen und dass sie große Angst davor hat, Fehler zu machen. Sie arbeitet in einem Medizin-Labor und macht Blutkontrollen und befürchtet, etwas zu übersehen und damit anderen zu schaden. Daher muss sie die Analysen mehrfach kontrollieren, gerät damit aber selbst und von Kolleginnen unter Druck. Sie ist in einem Dilemma: Sie möchte sich nicht mehr unter Druck setzen, hat aber große Angst, sie könnte anderen schaden.

5.4.2 Das Transkript

Th1: Frau X, wir haben in der letzten Stunde herausgearbeitet, dass Sie sich im Hinblick auf die Blutkontrollen nicht mehr so stark unter Druck setzen wollen. Aber Sie haben Angst, anderen zu schaden, wenn Sie nicht gründlich sind. Ist es o. k. für Sie, wenn wir da wieder einsteigen?

Kl1: Ja. Ich merke, wenn ich alles dreifach kontrolliere, dass ich zu langsam bin. Und ich auch selbst immer mehr unter Druck gerate. Aber ich denke, ich muss es gründlich machen. Da hängen ja Leben dran. Und ich bin verantwortlich. Aber die Leitung macht mir auch Druck, die brauchen die Ergebnisse.

Th2: Sie merken, dass es Sie selbst stark belastet. Sie würden gerne etwas daran ändern.

Kl2: Ja, aber ich weiß nicht wie. Ich kann doch nicht schlampig arbeiten.

Th3: Das sollen Sie auch ganz sicher nicht. Aber wir können ja mal sehen, was Sie ändern könnten.

Kl3: Ja, ich merke ja, dass meine Kolleginnen es alles besser schaffen und dass es denen nichts ausmacht. Aber das kann ich nicht.

Th4: Wir hatten uns das letzte Mal ja schon darüber unterhalten, dass Sie eine Annahme haben, wir hatten es „Norm“ genannt, dass Sie alles sehr gründlich kontrollieren müssen. Dass Sie sagen, ich muss alles außerordentlich gründlich kontrollieren, mehrfach kontrollieren, kann mir keine Fehler leisten und die Annahme ist: Wenn ich Fehler mache, könnte das katastrophale Folgen haben.

Kl4: Ja, genau.

Th5: Ich würde gerne mit Ihnen mal über diese Annahmen sprechen. Ich würde einfach sagen, wir gucken mal, dass wir uns die Norm vornehmen: Ich muss alles total gründlich machen, total sicher sein, also immer wieder kontrollieren. Und wir können es ja mal durchaus festmachen an Ihrer beruflichen Tätigkeit, dass Sie sagen, bei den Blutproben ist das auch total wichtig, dass wir das machen. Wäre es o. k. für Sie?

Kl5: Ja, o. k.

Th6: Ich würde gerne heute mal mit Ihnen was Neues machen. Ich habe hier den Stuhl hingestellt und ich würde Sie bitten, wechseln Sie mal auf diesen Stuhl. (Klientin wechselt auf Therapeuten-Position.) Und ich würde Sie gerne bitten, sich mal vorzustellen, dass Sie auf der Position, auf der Sie jetzt sitzen, auf diesem Stuhl Ihre eigene Therapeutin sind. Weiterhin sitzt Ihre Klientin da, wir stellen uns das einfach mal vor, dass Ihre Klientin weiterhin auf diesem Klientenstuhl sitzt mit allen Annahmen, mit den Normen und diese Normen auch verteidigt. Sie aber sind Therapeutin und probieren als Therapeutin mal versuchsweise, sich von diesen Annahmen zu distanzieren und sich vorzustellen, Sie sind eigentlich als Therapeutin anderer Ansicht.

Kl6: Das ist schwer, glaube ich.

Th7: Das ist sehr schwer. Klar. Sie müssen sich mal klar machen, wenn es einfach wäre, müssten wir es nicht machen. Dann hätten Sie die Problematik gar nicht. Natürlich ist es schwer, aber ich bin da, ich helfe Ihnen. Ich lasse Sie nicht alleine mit der Aufgabe, sondern wir versuchen es zusammen. Wir versuchen mal was zu finden, um Ihre Klientin ein bisschen von dieser Idee abzubringen.

Kl7: O. k.

Th8: Also, was ich gerne Ihrer Klientin sagen würde und was Sie auch Ihrer Klientin sagen sollen, ist, wir wollen nicht, dass sie schlampig arbeitet. Wir wollen sie nicht vollständig von diesen Normen wegbringen, sondern was uns nahe liegt, ist einfach zu gucken, könnte sie die Norm ein bisschen anders sehen. Könnte sie ein bisschen anders handeln? Und zwar so, dass sie noch gut damit leben kann.

Kl8: Weniger perfekt, bisschen weniger perfekt.

Th9: Ja, ein bisschen weniger perfekt, dass wir es hinkriegen, ein bisschen weniger. Ich sage mal, den Perfektionismus ein bisschen aufzuweichen. Wir wollen gar nicht, dass sie jetzt plötzlich anders wird oder die Norm völlig über Bord wirft, denn das würde ja gar nicht gehen und das ist auch nicht nötig. Das ist nicht unser Ziel.

Kl9: O. k.

Th10: Aber wir beide haben ja gehört, sie leidet auch unter dem Perfektionismus. Sie kriegt viel Ärger mit ihren Kollegen und es wäre jetzt eigentlich ganz gut, einfach mal zu gucken, ob wir ihr irgendetwas sagen könnten, was sie von diesem Perfektionismus jetzt ein bisschen wegbringt. Hätten Sie irgendeine Idee? Was könnten wir ihr sagen?

Kl10: Letzte Stunde haben wir ja schon gesehen, dass sie ihre Arbeit nicht mehr vernünftig macht, also sie braucht halt sehr lange für die Arbeit.

Th11: Ja.

Kl11: Und das führt halt dann auch nicht zum Ziel, dass es gut gemacht wird.

Th12: Ah ja. Sagen Sie nochmal, warum genau führt das auch nicht zum Ziel?

Kl12: Naja, wenn halt die Arbeit kommt, die gemacht werden muss am Tag, und sie schafft sie nicht, weil sie halt immer alles richtig gut macht, aber dadurch eigentlich eben mehr Zeit braucht pro Blutprobe zum Beispiel.

Th13: Ja.
Kl13: Wird sie nicht fertig.
Th14: Und das hat welche Konsequenzen?
Kl14: Ja, dann ist sie doch auch nicht gut gemacht.
Th15: Also eigentlich belastet sie das auch. Was Sie an der Stelle hier sagen.
Kl15: Ja, ist ja schon ein richtiger Fehler dann, den Job nicht gut zu machen.
Th16: Ja.
Kl16: Zu sehen, es klappt nicht so gut. Das ist schon ein Problem.
Th17: Was würden Sie ihr denn gerne sagen? Was möchten Sie, dass sie weiß, oder möchten Sie, dass sie versteht? Wie würden Sie es formulieren? Sagen Sie es mir erstmal, bevor Sie es ihr sagen.
Kl17: Also, wenn sie schneller arbeiten könnte, wäre das gut. Also zumindest eine angemessene Zeit, dass man auch wirklich alles abarbeiten kann. Aber ich glaube ja, das wäre gut, aber ich weiß auch direkt, dass es …
Th18: Was dann kommt.
Kl18: Ja.
Th19: Ja gut. O. k., wir können es ja ausprobieren. Was würden Sie ihr sagen? Formulieren Sie es erstmal mir gegenüber? Was würden Sie ihr sagen?
Kl19: Wenn sie nicht dreimal jede Blutprobe testet, sondern vielleicht nur zweimal, dann könnte die Zeit reichen, um die Arbeit zu erledigen.
Th20: Ah, o. k. Sagen Sie ihr das!
Kl20: Ja, also wenn du deine Arbeit machst, dann wäre es super, wenn du statt dreimal jede Blutprobe zu kontrollieren, es nur zweimal tun würdest. Dann wäre am Ende des Tages die Arbeit auch erledigt und es gäbe weniger Konflikte mit den Kollegen und vor allem die Patienten bekommen ihr Blut, worauf die auch warten, und dann wäre die Arbeit besser gemacht.
Th21: Bitte wechseln Sie. (Klientin wechselt auf Klienten-Position) Ja, Sie sind jetzt wieder Klientin, und was mir persönlich sehr wichtig ist, ist, dass wir beide, ich als Ihr Supervisor und die Therapeutin gar nicht die Absicht haben, Sie zu überreden.
Kl21: Mmh.
Th22: Sondern, wenn überhaupt, möchten wir Sie überzeugen. Deshalb ist es mir wichtig, dass Sie wirklich das, was die Therapeutin gesagt hat, mal auf sich wirken lassen und gucken, ob Sie den Eindruck haben, irgendetwas überzeugt Sie, da ist irgendetwas dran. Wenn ja, gucken wir uns das nochmal genauer an, aber wenn Sie sagen nein, das überzeugt mich gar nicht, dann ist es auch in Ordnung. Wir wollen keinen Druck auf Sie ausüben, das ist nochmal ganz wichtig, dass Sie das wissen.
Kl22: Mmh.
Th23: Deswegen würde ich Sie bitten, lassen Sie das einfach mal auf sich wirken und gucken Sie, ist da irgendetwas dran.
Kl23: Ja, das stimmt natürlich. Dann würde alles schneller gehen.
Th24: Dann würde alles schneller gehen. Und was würde das für Sie bedeuten?
Kl24: Ich hätte nicht so viel Druck. Würde meine Arbeit besser machen, aber …
Th25: Schauen wir mal auf das „aber“: Was kommt da?

Kl25: Dann wäre ich nicht sicher. Dann könnte etwas passieren.

Th26: Bitte wechseln Sie mal. (Klientin wechselt auf Therapeuten-Position) Sie sind jetzt wieder Therapeutin. Sie distanzieren sich bitte von den Annahmen Ihrer Klientin. Und Sie schauen mal, was wir dazu sagen könnten.

Kl26: Ja, das ist schwierig.

Th27: Ja, das ist es. Aber Sie sind Therapeutin: Sind zwei Kontrollen wirklich zu wenig? Passiert dabei etwas?

Kl27: (Pause) Im Grunde nicht. Sie hat noch nie beim zweiten oder dritten Mal etwas gefunden, was sie beim ersten Mal übersehen hat. (Pause) Und es gab noch nie irgendwelche Beanstandungen.

Th28: Was könnten Sie ihr sagen? Was soll sie schließen oder erkennen?

Kl28: (Pause) Im Grunde reichen zwei Kontrollen. Die dritte Kontrolle macht es gar nicht besser. Sie kann sich auf die Kontrollen verlassen.

Th29: Glauben Sie als Therapeutin, dass die Klientin schlampig ist? Dass sie nicht gründlich ist bei den ersten zwei Kontrollen?

Kl29: Nein, natürlich nicht. Sie ist sehr gründlich.

Th30: Korrigieren Sie mich, wenn es nicht stimmt, aber ich denke, sie ist die Gründlichste im Labor. Und das auch schon bei den ersten zwei Kontrollen. Oder nicht?

Kl30: Doch. Doch, das stimmt. Sie ist sicher sehr gründlich.

Th31: Also gibt es schon zwei Argumente: Offenbar treten auch nach zwei Kontrollen keine Fehler mehr auf. Und das ist auch klar, weil sie nämlich äußerst gründlich ist.

Kl31: Das stimmt im Grunde.

Th32: Wollen Sie ihr das mal sagen?

Kl32: Im Grunde bist du äußerst gründlich. Das weißt du auch. Und du hast gesehen, dass es nie Fehler gab.

Th33: Also reichen zwei Kontrollen.

Kl33: Deshalb reichen zwei Kontrollen.

Th34: Bitte wechseln Sie mal. (Klientin wechselt auf Klienten-Position) Sie sind jetzt wieder Klientin. Wie wirkt das auf Sie? Ihre Therapeutin sagt, Sie sind gründlich, zwei Kontrollen genügen völlig.

Kl34: Ja, das stimmt schon.

Th35: Was stimmt daran?

Kl35: Mir ist noch nie ein Fehler unterlaufen.

Th36: Und das bedeutet?

Kl36: Mir könnte trotzdem mal einer passieren.

Th37: Bitte wechseln Sie. (Klientin wechselt auf Therapeuten-Position) Nun sind Sie wieder Therapeutin. Sie sind ganz anderer Ansicht als Ihre Klientin. Ihre Klientin sagt: Mir kann trotzdem ein Fehler unterlaufen. Was sagen Sie als Therapeutin dazu?

Kl37: (Pause) Ja, sicher, es könnte ihr passieren.

Th38: Sicher, sie ist ein Mensch; es könnte ihr trotz aller Gründlichkeit mal ein Fehler unterlaufen. Aber was sagt das über sie aus? Ist sie deshalb schlampig? Ist sie deshalb verantwortungslos?

Kl38: (Pause) Nein, das ist sie nicht. Sie ist gründlich. (Pause) Aber wenn etwas passiert, ist sie trotzdem verantwortlich.

Th39: Sie sind jetzt Therapeutin, nicht Klientin. Also was sagen Sie zur Verantwortung?

Kl39: Schwierig.

Th40: Wir sehen doch, Sie und ich, dass die Klientin nach bestem Wissen und Gewissen arbeitet. Das sie alles tut, um Fehler zu vermeiden. Und wir sehen, dass drei Kontrollen oder vier oder fünf Kontrollen es gar nicht besser machen. Also, was wollen Sie ihr sagen? Dass sie zehn Kontrollen machen soll?

Kl40: Nein, das macht gar keinen Sinn. (Pause) Sie muss sich mit zwei Kontrollen zufriedengeben.

Th41: Und wie kann sie das? Was können Sie ihr raten?

Kl41: (Pause) Sie sollte sich klarmachen, dass sie ja alles tut, was sie kann, um Fehler zu vermeiden. Wenn es trotzdem nicht klappt, ist sie nicht schuld.

Th42: Nein, sie ist nicht schuld. Sagen Sie ihr das.

Th42: Du tust wirklich alles, was du kannst, und 100 Kontrollen würden es auch nicht besser machen. Du kannst auch dabei Fehler machen. Aber du machst die Fehler nicht absichtlich. Wenn du einen Fehler machst, kannst du nichts dafür.

Th43: Bitte wechseln Sie. (Klientin wechselt auf Klienten-Position) Sie sind jetzt wieder Klientin. Wie wirkt das auf Sie? Ihre Therapeutin sagt, Sie sind nicht schuld an Fehlern.

Kl43: Aber ist man nicht immer schuld an Fehlern? Man hat sie ja gemacht.

Th44: Bitte wechseln Sie. (Klientin wechselt auf Therapeuten-Position) Sie sind jetzt wieder Therapeutin. Sie sind ganz anderer Meinung als Ihre Klientin. Ihre Klientin sagt: Man ist immer schuld an Fehlern. Ist das wahr? Wann genau ist man „schuldig“?

Kl44: Schuldig ist man eigentlich doch nur, wenn man etwas absichtlich getan hat.

Th45: Oder wenn man etwas nicht getan hat, was man hätte tun müssen. Aber wir haben ja gesehen, dass die Klientin *alles* in ihrer Macht stehende auch tut; dass sie auf keinen Fall Fehler machen *will*; und dass sie auch tatsächlich nie schlampig ist. Ein Fehler wäre etwas, was sie vermeiden will, also würde ein Fehler durch etwas passieren, was sie nicht unter Kontrolle hat. Und für etwas, was sie nicht unter Kontrolle hat, kann sie keine Schuld haben.

Kl45: Ja, das stimmt im Grunde.

Th46: Wollen Sie ihr das mal sagen?

Kl46: Du machst keine Fehler absichtlich. Wenn ein Fehler passiert, dann liegt das nicht an dir. Daran kannst du keine Schuld haben!

Th47: Bitte wechseln Sie. (Klientin wechselt auf Klienten-Position) Sie sind jetzt wieder Klientin. Wie wirkt das auf Sie?

Kl47: Die Therapeutin hat recht.

Th48: Womit?

Kl48: Ich mache nie einen Fehler absichtlich. Ich bemühe mich, ihn nicht zu machen. Also bin ich nicht schuld daran, ihn zu machen.

Th49: Und wie fühlt sich das an?

Kl49: Ein bisschen erleichternd. Das war mir so noch nie klar. Darüber muss ich nochmal nachdenken. Aber das Gefühl nagt noch, es sagt immer noch etwas anderes.

Th50: Ja, das ist klar. Das Gefühl wird auch noch länger etwas anderes sagen. Das Gefühl kommt aus Ihrer Norm. Und Sie müssen entscheiden, ob Sie der Norm folgen oder ob Sie sie ändern wollen. Ich denke, wir sollten es jetzt erstmal so stehen lassen.

5.4.3 Kommentar

Th1: Der Therapeut nimmt die Stunde mit einem Thema auf, um an eine Annahme zu gelangen, mit der er ein Ein-Personen-Rollenspiel (EPR) machen kann. Er beginnt damit die Stunde, da ein EPR lange dauern kann.

Th2: Der Therapeut nutzt jede Gelegenheit, die Änderungsmotivation der Klientin salient zu machen.

Th3: Das Prinzip der Arbeit ist, „die Normen anzuweichen“: Die Klientin darf nie das Gefühl haben, die Normen werden direkt bedroht, dann reagiert sie mit Reaktanz. Es muss immer klar sein, dass *sie selbst* bestimmen kann, wie weit sie mit der Veränderung gehen kann.

Th4: Der Therapeut formuliert eine Annahme als „Startposition“ für das EPR.

Th6: Dann führt der Therapeut das EPR ein.

Th7: Dabei nutzt er die Standort-Vorgehensweise.

Th8: Und der Therapeut macht nochmals klar, dass die Absicht *nicht* ist, die Norm „über Bord zu werfen“, sondern nur, die Norm etwas zu modifizieren, und dass selbst das schon schwierig sein wird.

Th9: Der Therapeut betont das nochmal und er betont, dass die Klientin entscheiden kann, wieviel sie ändern will.

Th10: Der Therapeut gibt der Klient-Therapeutin die Aufgabe, wobei er noch einmal die Gründe für eine Änderung betont.

Th12: Es ist eine wichtige Strategie zu vertiefen, die Klient-Therapeutin anzuregen, genau zu gucken, die Gegenargumente zu durchdenken.

Th17: Es ist wichtig, dass die Klient-Therapeutin nicht nur Gegenargumente „sammelt“: Sie soll auch *Schlüsse* daraus ziehen und zwar solche, die die Annahme widerlegen.

Th21: Die Klientin soll auf der Klient-Position die Argumente der Klient-Therapeutin gründlich prüfen.

Th25: Nachdem die Aspekte geklärt worden sind, die für die Therapeuten-Argumente sprechen, folgt man nun dem „aber“.

Th26: Der Therapeut setzt die Klientin schnell wieder rüber. Das dient zu Beginn des EPR dazu, der Klientin zu vermitteln:

- Es ist möglich, die Annahmen zu bearbeiten.
- Es ist wichtig, dies auch zu tun.
- Es ist wichtig, dass sie auch dafür Verantwortung übernimmt.

Th27: Der Therapeut-Supervisor kann der Klient-Therapeutin Hinweise und Hilfestellungen geben.

Kl28: Es ist klar, dass im EPR zunächst mal rationale Argumente entwickelt werden, die die Normen (affektiv) gar nicht überzeugen: Dennoch ist es sehr wesentlich, den Klienten mit guten Argumenten gegen seine Normen auszustatten, mit deren Hilfe er dann gegen die Normen „angehen" kann.

Th29: Der Therapeut akzeptiert das Argument, dass zwei Kontrollen reichen, denkt aber, dass es noch wichtiger ist, einen Aspekt der Zwanghaftigkeit als Ressource zu nutzen: Die Gründlichkeit, die die Klientin aufweist, kann man gegen die Norm anführen: Die Klientin ist extrem gründlich und übererfüllt die Normen im Grunde längst.

Kl36: Es ist zu erwarten, dass die Normen ein „aber" produzieren: Das werden sie noch sehr lange und man muss die Klientin darauf vorbereiten, dass sie lange gegen solche Kognitionen und Affekte wird angehen und „ankämpfen" müssen. Und dass sie eine Entscheidung treffen muss, dies auch zu tun. Man kann die Normen nicht einfach „abschalten", man kann sie Schritt für Schritt hemmen.

Th38: Häufig ist es mit Zwang-Klienten wichtig, den Unterschied zwischen Verantwortung und Schuld herauszuarbeiten: Man ist für sein Handeln verantwortlich, damit wird man aber nicht automatisch „schuldig". Schuld hat noch weitere Implikationen, die aber alle gar nicht auf den Klienten zutreffen.

Th40: Der Therapeut provoziert die Klient-Therapeutin. Das ist wichtig, um eine motivationale Tendenz zu erzeugen, gegen die Normen anzugehen. Das wäre auch der nächste Schritt im EPR, sobald Therapeut und Klient-Therapeutin überzeugende Gegenargumente entwickelt haben.

Th42/
Kl42: Es ist klar, dass die Normen eine solche Trennung von Verantwortung und Schuld nicht einfach zulassen: Denn Normen erlangen Kontrolle meist über Schuld-Konstruktionen. Also werden solche Argumente Normen stark aktivieren und eine entsprechende Reaktion provozieren. Das ist gut, denn dann kann sich die Klientin damit auseinandersetzen (und Therapeuten können dann später die Klienten gegen die Normen „aufhetzen").

Kl43: Dies ist die Gegen-Reaktion des normativen Systems, die zu erwarten war.

Th44: Der Therapeut argumentiert selbst aber gar nicht gegen die Normen, sondern delegiert die Aufgabe sofort an die Klient-Therapeutin. Das ist auch ratsam. Der Therapeut macht weiter an der Unterscheidung zwischen Verantwortung und Schuld.

Th45: Die Aussage ist schon etwas zu lang: Dabei besteht die Gefahr, dass die Klientin nicht mehr gut folgen kann.

Kl49: Noch lange wird ein negativer Affekt bleiben: Der Therapeut wird diesen in einem späteren EPR nochmal angehen müssen mit Motivationstechniken und eventuell affektiven Techniken. Wahrscheinlich wird die Klientin aber auch eine Zeit lang mit negativen Affekten leben müssen und, wenn sie konsequent bleibt, werden diese mit der Zeit stark zurückgehen.

Literatur

Alpert, J. E., Uebelacker, L. A., McLean, N. E., Nierenberg, A. A., Pava, J. A., Worthington, J. J. 3rd et al. (1997). Social phobia, avoidant personality disorder and atypical depression: Co-occurrence and clinical impli-cations. *Psychological Medicine: A Journal of Research in Psychiatry and the Allied Sciences, 27* (3), 627–633.

American Psychiatric Association. (2013). *Diagnostic and statistical manual of mental Disorders* (5th edition). Washington, DC: Author.

Anderssen-Reuster, U. (2007). *Achtsamkeit in Psychotherapie und Psychosomatik. Haltung und Methode.* Stuttgart: Schattauer.

Baer, L. (2003). *Der Kobold im Kopf.* Bern: Huber.

Baer, L., Jenike, M. A., Ricciardi, J. N. & Holland, A. D. (1990). Standardized assessment of personality disorders in obsessive-compulsive disorder. *Archives of General Psychiatry, 47,* 826–830. http://doi.org/10.1001/archpsyc.1990.01810210034005

Bartz, J., Kaplan, A. & Hollander, E. (2007). Obsessive-Compulsive Personality Disorder. In W. O'Donohue, K. A. Fowler & S. O. Lilienfeld (Eds.), *Personality Disorders* (pp. 325–351). Thousand Oaks: Sage.

Bastick, T. (1982). *Intuition. How we think and act.* New York: Wiley.

Baumann, N. & Kuhl, J. (2003). Self-Infiltration: Confusing assigned tasks as self-selected in memory. *Personality and Social Psychology Bulletin, 29,* 487–497. http://doi.org/10.1177/0146167202250916

Beckmann, J. (1997). *Alienation and Conformity.* München: Max-Planck-Institut für psychologische Forschung.

Beckmann, J. (2006). Konsequenzen der Entfremdung vom Selbst. In R. Sachse & P. Schlebusch (Hrsg.), *Perspektiven Klärungsorientierter Psychotherapie* (S. 46–59). Lengerich: Pabst.

Bink, M. L. & Marsh, R. L. (2000). Cognitive regularities in creativity. *Review of General Psychology, 4,* 59–78. http://doi.org/10.1037/1089-2680.4.1.59

Bockian, N. R. (2006). Depression in obsessive-compulsive personality disorder. In N. R. Bockian (Ed.), *Personality-guided therapy for depression* (pp. 247–265). Washington, DC, US: American Psychological Association.

Bohus, M. & Wolf-Arehult, M. (2012). *Interaktives Skillstraining für Borderline-Patienten.* Stuttgart: Schattauer.

Brehm, J. W. (1968). Attitude change from threat to attitudinal freedom. In A. G. Greenwald, T. C. Brock & T. M. Ostrom (Eds.), *Psychological Foundations of Attitudes* (pp. 277–296). New York: Academic Press.

Brehm, J. W. (1972). *Responses to loss of freedom. A theory of psychological reactance.* Morristown: General Learning Press.

deCharms, R. (1968). *Personal causation: The internal affective determinants of behavior.* New York: Academic Press.

Diaconu, G. & Turecki, G. (2009). Obsessive-compulsive personality disorder and suicidal behavior: Evidence for a positive association in a sample of depressed patients. *Journal of Clinical Psychiatry, 70* (11), 1551–1556. http://doi.org/10.4088/JCP.08m04636

Dilling, H., Mombour, W., Schmidt, M. H. & Schulte-Markwort, E. (1994). *Internationale Klassifikation psychischer Störungen, Kapitel V (F)*. Bern: Huber.

Eisen, J. L., Coles, M. E., Shea, M. T., Pagano, M. E., Stout, R. L., Yen, S. et al. (2006). Clarifying the convergence between obsessive compulsive personality disorder criteria and obsessive compulsive disorder. *Journal of Personality Disorders, 20* (3), 294–305.

Epstein, S., Pacini, R., Denes-Raj, V. & Heier, H. (1996). Individual differences in intuitive experiential and analytical-rational thinking styles. *Journal of Personality and Social Psychology, 71,* 390–405. http://doi.org/10.1037/0022-3514.71.2.390

Fasbender, J. (2009). Achtsamkeit in der Klärungsorientierten Psychotherapie. In R. Sachse, J. Fasbender, J. Breil & O. Püschel (Hrsg.), *Grundlagen und Konzepte Klärungsorientierter Psychotherapie* (S. 202–231). Göttingen: Hogrefe.

Fiedler, P. (1994). Persönlichkeitsstörung. In H. Reinecker (Hrsg.), *Fallbuch der Klinischen Psychologie,* 95–112. Göttingen: Hogrefe.

Fiedler, P. (1998). *Persönlichkeitsstörungen*. Weinheim: Psychologie Verlags Union.

Fiedler, P. (2007). *Persönlichkeitsstörungen* (6. Auflage). Weinheim: Beltz.

Finke, R. A., Ward, T. B. & Smith, S. M. (1992). *Creative cognition: Theory, research, and applications*. Cambridge, MA: MIT.

Förster, J. & Denzler, M. (2006). Kreativität. In J. Funke & P. A. Frensch (Hrsg.), *Handbuch der Allgemeinen Psychologie – Kognition* (S. 446–453). Göttingen: Hogrefe.

Förster, J. & Friedman, R. (2003). Kontextabhängige Kreativität. *Zeitschrift für Psychologie, 211,* 149–160. http://doi.org/10.1026//0044-3409.211.3.149

Funke, J. (2000). Psychologie der Kreativität. In R. M. Holm-Hadulla (Hrsg.), *Kreativität* (S. 283–300). Heidelberg: Springer.

Gallagher, N. G., South, S. C. & Oltmanns, T. F. (2003). Attentional coping style obsessive-compulsive personality disorder: A test of the intolerance of uncertainty hypothesis. *Personality and Individual Differences, 34* (1), 41–57. http://doi.org/10.1016/S0191-8869(02)00025-9

Garyfallos, G., Katsigiannopoulos, K., Adamopoulou, A., Papazisis, G., Karastergiou, A. & Bozikas, V. (2010). Comorbidity of obsessive-compulsive disorder with obsessive-compulsive personality disorder: Does it imply a specific subtype of obsessive-compulsive disorder? *Psychiatry Research, 177* (1–2), 156–160.

Gendlin, E. T. (1961). Experiencing: A variable in the process of psychotheurapeutic change. *American Journal of Psychotherapy, 15,* 233–245.

Gendlin, E. T. (1962). *Experiencing and the creation of meaning*. New York: The Free Press of Glencoe.

Gendlin, E. T. (1964). A theory of personality change. In P. Worchel & D. Byrne (Eds.), *Personality change,* 102–148. New York: Wiley.

Gendlin, E. T. (1969). Focusing. *Psychotherapy: Theory, Research and Practice, 6,* 4–15.

Gendlin, E. T. (1970). The significance of felt meaning. In R. Cornier et al. (Eds.), *An introduction to philosophy*. Toronto: Glenview.

Gendlin, E. T. (1978). *Focusing*. New York: Everest House.

Gniech, G. & Grabitz, H. J. (1984). Freiheitseinengung und psychologische Reaktanz. In D. Frey & M. Irle (Hrsg.), *Theorien der Sozialpsychologie, Band 1: Kognitive Theorien* (S. 48–73). Bern: Huber.

Grant, J. E., Mooney, M. E. & Kushner, M. G. (2012): Prevalence, correlates, and comorbidity of DSM-IV obsessive-compulsive personality disorder: results from the National Epidemiologic Survey on Alcohol and Related Conditions. *Journal of Psychiatric Research, 46* (4), 469–475. http://doi.org/10.1016/j.jpsychires.2012.01.009

Grawe, K. (1998). *Psychologische Therapie*. Göttingen: Hogrefe.

Grossmann, P., Niemann, L., Schmidt, S. & Walach, H. (2004). Ergebnisse einer Metaanalyse zur Achtsamkeit als klinischer Intervention. In T. Heidenreich & J. Michalak (Hrsg.), *Achtsamkeit und Akzeptanz in der Psychotherapie. Ein Handbuch* (S. 701–725). Tübingen: dgvt.

Hardy, G.E., Barkham, M., Shapiro, D.A., Stiles, W.B., Rees, A. & Reynolds, S. (1995). Impact of Cluster C personality disorders on outcomes of contrasting brief psychotherapies for depression. *Journal of Consulting and Clinical Psychology, 63,* 997–1004. http://doi.org/10.1037/0022-006X.63.6.997

Hayes, S.C., Strohsal, K.D. & Wilson, K.G. (2007). *Akzeptanz und Commitment Therapie. Ein erlebnisorientierter Ansatz zur Verhaltensänderung* (2. Auflage). München: CIP-Medien.

Hayes, S.C., Wilson, K.G., Gifford, E., Bissett, R., Batten, S., Piasecki, M., Byrd, M. & Gregg, J. (2002). *The use of acceptance and commitment therapy and 12-step facilitation in the treatment of polysubstance abusing heroin addicts on methadone maintenance: a randomized controlled trial.* Paper presented at the meeting of the Association for behavior Analysis, Toronto.

Heckhausen, H., Gollwitzer, P.M. & Weinert, F.E. (1987). *Jenseits des Rubikon: Der Wille in den Humanwissenschaften.* Berlin: Springer. http://doi.org/10.1007/978-3-642-71763-5

Heckhausen, H. & Kuhl, J. (1985). From wishes to action: The dead-ends and short-cuts on the long way to action. In M. Frese & J. Sabini (Hrsg.), *Goal-directed behavior: The concept of action in psychology* (pp. 134–160). Hillsdale, NJ: Erlbaum.

Heidenreich, T. & Michalak, J. (2004). *Achtsamkeit und Akzeptanz in der Psychotherapie. Ein Handbuch.* Tübingen: dgvt.

Hinsch, R. & Pfingsten, U. (2007). *Das Gruppentraining sozialer Kompetenzen (GSK). Grundlagen, Durchführung, Materialien* (5. Auflage). Weinheim: PVU.

Hoffmann, N. & Hofmann, B. (2010). *Zwanghafte Persönlichkeitsstörung und Zwangserkrankungen.* Berlin: Springer. http://doi.org/10.1007/978-3-642-02514-3

Joffe, R.T., Swinson, R.P. & Regan, J.J. (1988). Personality features of obsessive-compulsive disorder. *American Journal of Psychiatry, 145,* 1127–1129. http://doi.org/10.1176/ajp.145.9.1127

Kasen, S., Cohen, P., Skodol, A.E., Johnson, J.G., Smailes, E. & Brook, J.S. (2001). Childhood depression and adult personality disorder: Alternative pathways of continuity. *Archives of General Psychiatry, 58,* 231–236. http://doi.org/10.1001/archpsyc.58.3.231

Kuhl, J. (1983a). Emotion, Kognition und Motivation: I. Auf dem Wege zu einer systemtheoretischen Betrachtung der Emotionsgenese. *Sprache und Kognition, 2* (1), 1–27.

Kuhl, J. (1983b). Emotion, Kognition und Motivation: II. Die funktionale Bedeutung der Emotionen für das problemlösende Denken und für das konkrete Handeln. *Sprache und Kognition, 2* (4), 228–253.

Kuhl, J. (1983c). *Motivation, Konflikt und Handlungskontrolle.* Berlin: Springer.

Kuhl, J. (1988). Functional characteristics of human self-control. *Behavioral and Brain Sciences, 11,* 688. http://doi.org/10.1017/S0140525X00054078

Kuhl, J. (1992). A theory of self-regulation: A new theory for old applications. *Applied Psychology: An International Review, 41,* 97–129. http://doi.org/10.1111/j.1464-0597.1992.tb00688.x

Kuhl, J. (1994). Handlungs- und Lageorientierung. In W. Sarges (Hrsg.), *Managementdiagnostik* (2. Auflage). Göttingen: Hogrefe.

Kuhl, J. (1995). *Introjektion, Alienation und Grübeln: Von rationalen Motivationsmodelle zu EEG-Korrelaten volitionaler Hemmung.* Unveröffentlichtes Manuskript. Universität Osnabrück.

Kuhl, J. (1996). Wille und Freiheitserleben: Formen der Selbststeuerung. In J. Kuhl & H. Heckhausen (Hrsg.), *Enzyklopädie der Psychologie: Motivation, Volition und Handlung* (Serie IV, *Band 4*, S. 665–765). Göttingen: Hogrefe.

Kuhl, J. (2000). A functional-design approach to motivation and self-regulation: The dynamics of personality systems interactions. In M. Boekaerts, P.R. Pintrich & M. Zeidner (Eds.), *Handbook of self-regulation* (pp. 111–169). New York: Academic Press.

Kuhl, J. (2001). *Motivation und Persönlichkeit: Interaktionen psychischer Systeme*. Göttingen: Hogrefe.

Kuhl, J. & Beckmann, J. (1994). Alienation: Ignoring one's preferences. In Kuhl, J. & Beckmann, J. (Eds.), *Volition and Personality: Action versus state orientation* (pp. 375–390). Göttingen: Hogrefe.

Kuhl, J. & Kaschel, R. (2004). Entfremdung als Krankheitsursache: Selbstregulation von Affekten und integrative Kompetenz. *Psychologische Rundschau, 55* (2), 61–71. http://doi.org/10.1026/0033-3042.55.2.61

Kuhl, J. & Kazen, M. (1994). Self-discrimination and memory: State orientation and false self-ascription of assigned activities. *Journal of Personality and Social Psychology, 66,* 1103–1115. http://doi.org/10.1037/0022-3514.66.6.1103

Lochner, C., Serebro, P., van der Merwe, L., Hemmings, S., Kinnear, C., Seedat, S. et al. (2011). Comorbid obsessive-compulsive personality disorder in obsessive-compulsive disorder (OCD): A marker of severity. *Progress in Neuro-Psychopharmacology & Biological Psychiatry, 35* (4), 1087–1092.

Merod, R. (2005). Ambulante Therapie bei Menschen mit einer Persönlichkeit des Cluster C. In R. Merod (Hrsg.), *Behandlung von Persönlichkeitsstörungen* (S. 623–651). Tübingen: DGVT.

Michalak, J., Meibert, P. & Heidenreich, T. (2007). Achtsamkeitsbasierte Kognitive Therapie – ein neuer Ansatz zur Rückfallprophylaxe bei Depressionen. In U. Anderssen-Reuster (Hrsg.), *Achtsamkeit in Psychotherapie und Psychosomatik. Haltung und Methode* (S. 172–184). Stuttgart: Schattauer.

Millon, T. (1996). *Disorders of Personality. DSM IV and Beyond* (*2nd ed.*). New York: Wiley.

Millon, T. (2000). Obsessive-compulsive personality disorder. In E. Alan (Ed.), *Encyclopedia of psychology,* 492–494. Washington, DC, US: American Psychological Association.

Pfohl, B. & Blum, N. (1995). Obsessive-compulsive personality disorder. In W. J. Livesley (Ed.), *The DSM-IV personality disorders*. New York: Guilford Press.

Raja, M. & Azzoni, A. (2007). The impact of obsessive-compulsive personality disorder on the suicidal risk of patients with mood disorders. *Psychopathology, 40* (3), 184–190. http://doi.org/10.1159/000100366

Rasmussen, S. A. & Tsuang, M. T. (1986). Clinical characteristics and family history in DSM-III obsessive-compulsive disorder. *American Journal of Psychiatry, 143,* 317–322. http://doi.org/10.1176/ajp.143.3.317

Ruppert, S., Zoudig, M. & Konermann, J. (2007). Zur Frage der Komorbidität von Zwangsstörung und zwanghafter Persönlichkeitsstörung. *PTT: Persönlichkeitsstörungen, Theorie und Therapie, 11* (2), 98–110.

Sachse, R. (1992). *Zielorientierte Gesprächspsychotherapie – Eine grundlegende Neukonzeption*. Göttingen: Hogrefe.

Sachse, R. (2001). *Psychologische Psychotherapie der Persönlichkeitsstörungen*. Göttingen: Hogrefe.

Sachse, R. (2006). *Persönlichkeitsstörungen verstehen – Zum Umgang mit schwierigen Klienten*. Bonn: Psychiatrie-Verlag.

Sachse, R. (2013). *Persönlichkeitsstörungen: Leitfaden für eine psychologische Psychotherapie* (2. Auflage). Göttingen: Hogrefe.

Sachse, R. (2014). *Manipulation und Selbsttäuschung*. Berlin: Springer. http://doi.org/10.1007/978-3-642-54823-9

Sachse, R. & Langens, T. A. (2014). *Emotionen und Affekte in der Psychotherapie*. Göttingen: Hogrefe.

Sachse, R., Langens, T. A. & Sachse, M. (2012). *Klienten motivieren – Therapeutische Strategien zur Stärkung der Änderungsbereitschaft*. Bonn: Psychiatrie-Verlag.

Sachse, R., Püschel, O., Fasbender, J. & Breil, J. (2008). *Klärungsorientierte Schemabearbeitung. Dysfunktionale Schemata effektiv verändern*. Göttingen: Hogrefe.

Sachse, R., Sachse, M. & Fasbender, J. (2011a). *Klärungsorientierte Psychotherapie von Persönlichkeitsstörungen*. Göttingen: Hogrefe.

Sachse, R., Sachse, M. & Fasbender, J. (2011b). *Klärungsorientierte Psychotherapie der narzisstischen Persönlichkeitsstörung*. Göttingen: Hogrefe.

Salkovskis, P. M. (1985). Obsessional-compulsive problems: a cognitive-behavioural analysis. *Behaviour Research and Therapy, 25,* 571–583. http://doi.org/10.1016/0005-7967(85)90105-6

Salkovskis, P. M. (1988). Phenomenology, assessment and the cognitive model of panic. In S. J. Rachman & J. Maser (Eds.), *Panic: Psychological Perspectives*. Hillsdale/NJ: Erlbaum.

Salkovskis, P. M. (1989). Cognitive-behavioural factors and the persistence of intrusive thoughts in obsessional problems. *Behavioural Research and Therapy, 27,* 677–682. http://doi.org/10.1016/0005-7967(89)90152-6

Salkovskis, P. M., Ertle, A. & Kirk, J. (2009). Zwangsstörung. In J. Margraf & S. Schneider (Hrsg.), *Lehrbuch der Verhaltenstherapie* (S. 65–85). Berlin: Springer. http://doi.org/10.1007/978-3-540-79543-8_4

Scheffer, D. (2009). Implizite und explizite Motive. In V. Brandstätter & J. H. Otto (Hrsg.), *Handbuch der allgemeinen Psychologie – Motivation und Emotion* (S. 29–36). Göttingen: Hogrefe.

Segal, Z. V., Williams, J. M. G. & Teasdale, J. D. (2002). *Mindfulness-based cognitive therapy for depression: a new approach to preventing relapse*. New York: Guilford Press.

Shapiro, S. L., Schwartz, G. E. & Bonner, G. (1998). Effects of Mindfulness-Based Stress Reduction on Medical and Premedical Students. *Journal of Behavioral Medicine, 21* (6), 581–599. http://doi.org/10.1023/A:1018700829825

Villemarette-Pittman, N. R., Houston, R. J. & Mathias, C. W. (2004). Obsessive-compulsive personality disorder and behavioral disinhibition. *The Journal of Psychology, 138* (1), 5–22. http://doi.org/10.3200/JRLP.138.1.5-22

Wurll, P. (2007). Achtsamkeit als therapeutische Grundhaltung. In U. Anderssen-Reuster (Hrsg.), *Achtsamkeit in Psychotherapie und Psychosomatik. Haltung und Methode* (S. 69–77). Stuttgart: Schattauer.

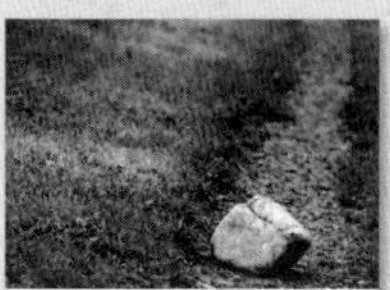

Dietmar Schulte

Therapiemotivation

Widerstände analysieren – Therapieziele klären – Motivation fördern

2015, 253 Seiten,
€ 29,95 / CHF 39,90
ISBN 978-3-8017-2641-6
Auch als E-Book erhältlich

Der Band stellt ein umfassendes Modell der Therapiemotivation vor. Dieses gibt Therapeuten klare Regeln an die Hand, wie Widerstände analysiert, Therapieziele geklärt und die Therapiemotivation von Patienten gefördert werden kann. »Die« Methode zur Motivierung von Patienten gibt es nicht. Therapeuten müssen daher die verschiedenen Erscheinungsformen von Widerstand genau diagnostizieren und den Einsatz von therapeutischen Strategien und Techniken der Motivationsförderung strukturiert und gezielt darauf abstimmen.

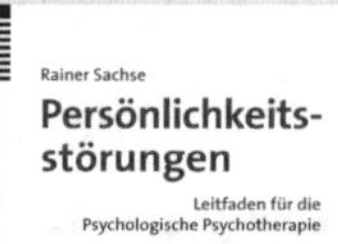

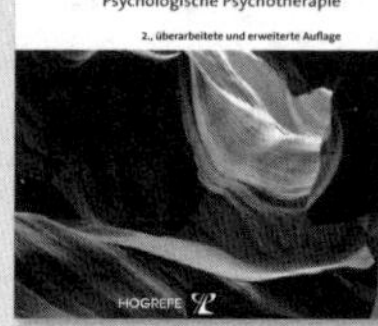

Rainer Sachse

Persönlichkeitsstörungen

Leitfaden für die Psychologische Psychotherapie

2., überarb. u. erw. Auflage 2013,
272 Seiten, € 29,95 / CHF 39,90
ISBN 978-3-8017-2542-6
Auch als E-Book erhältlich

Das Buch ist ein praxisorientierter Leitfaden für die Behandlung von Persönlichkeitsstörungen. Es wird zunächst das »Modell der Doppelten Handlungsregulation« vorgestellt, das die charakteristischen interaktionellen Schwierigkeiten und therapeutischen Probleme von Klienten mit diesen Störungen erklärt. Aus diesem Modell werden konkrete psychologische Handlungsprinzipien und therapeutische Strategien abgeleitet, mit deren Hilfe Therapeuten die Interaktionsprobleme gut bewältigen und Klienten zu einer effektiven Veränderung führen können.

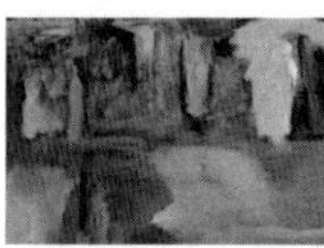

Angelika Neumann
Eckhard Roediger
Anton-Rupert Laireiter
Christian Kus

Schematherapeutisch basierte Supervision

2013, 114 Seiten,
€ 24,95 / CHF 35,50
ISBN 978-3-8017-2496-2
Auch als E-Book erhältlich

Das Buch stellt ein innovatives Supervisionskonzept vor: Das schematherapeutische Modusmodell und der Moduszirkel werden zur Analyse dysfunktionaler Therapeut-Patient-Interaktionen in der verhaltenstherapeutischen Supervision verwendet. Anhand zahlreicher Fallbeispiele zum Therapeutenverhalten und zu schwierigen Therapiesituationen wird das Vorgehen veranschaulicht. Das Konzept schließt eine Lücke in der bestehenden Supervisionspraxis und integriert neuere Entwicklungen der Verhaltenstherapie in der Aus- und Fortbildung.

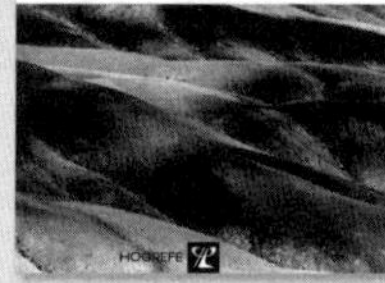

Rainer Sachse
Thomas A. Langens

Emotionen und Affekte in der Psychotherapie

2014, 219 Seiten,
€ 29,95 / CHF 39,90
ISBN 978-3-8017-2623-2
Auch als E-Book erhältlich

Bei fast allen psychotherapeutischen Prozessen spielen Emotionen eine zentrale Rolle. Für Therapeuten ist daher das Wissen, wie solche Emotionen psychologisch »funktionieren« und wie sie effektiv therapeutisch bearbeitet werden können, unentbehrlich. In diesem Buch wird aufbauend auf den Erkenntnissen der Emotionspsychologie der allgemeine therapeutische Umgang mit Emotionen, der Umgang mit spezifischen Emotionen sowie das Erzeugen von Gegenemotionen erörtert. Weiterhin werden Focusing und imaginative Techniken behandelt sowie das Konzept der Achtsamkeit vorgestellt.

Hogrefe Verlag GmbH & Co. KG
Merkelstraße 3
37085 Göttingen, Deutschland
Tel. +49 551 999 50-0 / Fax -111
E-Mail verlag@hogrefe.com
www.hogrefe.com

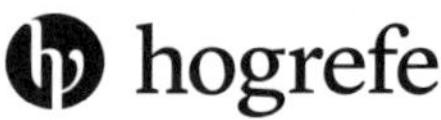